C·H·Beck
PAPERBACK

In unserer leistungsorientierten Gesellschaft wird Krankheit weitgehend tabuisiert und im besten Falle therapiert. Da jedoch fast jeder Mensch, zumindest mit zunehmendem Alter, mit einer Krankheit leben muß, sollte ein angemessener Umgang mit ihr einen zentralen Stellenwert einnehmen. Krankheitsbewältigung kann nicht einfach an Experten delegiert werden – sie ist eine Sache der Patienten selbst. Die Autoren fordern einen mündigen Umgang mit dem eigenen Leiden, auch um gegenüber dem medizinischen System handlungsfähig und selbstbestimmt zu bleiben. Sie beschreiben, wie man das eigene Leben mit der Krankheit akzeptieren kann, und führen anhand von Aussagen Betroffener verschiedene Wege der Krankheitsbewältigung vor Augen: von der distanzierten Betrachtung der Krankheit über die Mobilisierung innerer Kräfte bis hin zur Auseinandersetzung mit ihr im Reden und Schreiben. Egal, für welche der vorgestellten Möglichkeiten sich der Leser entscheidet, das Ziel ist stets, Krankheit als Bestandteil des Lebens zu begreifen und so ein Stück Lebenskunst zu erlernen.

Farideh Akashe-Böhme (1951–2008) war Soziologin und Publizistin. Zu ihren bekanntesten Büchern gehören «Frausein – Fremdsein» (2. Aufl. 1994), «Von der Auffälligkeit des Leibes» (Hrsg. u. Mitautorin, 1995) und «Die islamische Frau ist anders. Vorurteile und Realitäten» (2. Aufl. 2002). In ihrer Autobiographie «Die Burg von Chah Barrdi» erzählt sie von ihrer Kindheit und Jugend in Iran (2000).

Gernot Böhme (1937–2022) war bis 2002 Professor für Philosophie an der Technischen Universität Darmstadt. Zahlreiche Veröffentlichungen zum Naturverständnis und zur Ethik und Ästhetik in der Moderne, u. a. «Ethik im Kontext. Über den Umgang mit ernsten Fragen» (2. Aufl. 1998). Bei C.H.Beck publizierte er gemeinsam mit seinem Bruder Hartmut «Feuer, Wasser, Erde, Luft. Eine Kulturgeschichte der Elemente» (Beck'sche Reihe, 2004).

Farideh Akashe-Böhme
Gernot Böhme

Mit Krankheit leben

*Von der Kunst,
mit Schmerz und Leid
umzugehen*

C.H.Beck

Originalausgabe

2. Auflage. 2022
Unveränderter Nachdruck

Satz: Fotosatz Amann, Memmingen
Druck und Bindung: Beltz GmbH, Bad Langensalza
Umschlagabbildung: Kamil Vojnar, Nude Juggler. © photonica.
Umschlagentwurf: malsyteufel, Willich
Printed in Germany
ISBN 978 3 406 80127 3

www.chbeck.de

Inhalt

Einleitung: Kranksein – eine Kunst?

Unsere Grundthese ist, dass Krankheit nicht einfach geschieht, dass man sich zu seiner Krankheit wie zu anderen Gegebenheiten auch verhalten muss, dass zum Kranksein ein Können gehört. Ist Kranksein eine Kunst? Ist nicht vielmehr gesund zu sein die Kunst, auf die es im Leben ankommt? Und ist nicht Krankheit das, was es zu vermeiden gilt, was beseitigt werden muss, ja etwas, zu dem es überhaupt nicht kommen sollte? Leben mit der Krankheit – ist das nicht schon im Ansatz Resignation, Defätismus? Und wenn man schon das Kranksein als Kunst bezeichnet, erinnert das nicht an jene cleveren Taktiken, die so manch einer zu Zeiten der Schulpflicht entwickelt hatte, um lästigen Hausaufgaben oder Schularbeiten zu entgehen? *Krankheit als Kunst* klingt ja geradezu unmoralisch.

Derartige Einfälle und Einwände bezeugen, wie ideologisch unser durchschnittliches Denken über Krankheit ist, ideologisch im ganz strengen Sinne: Unser Denken über Krankheit ist Ideologie im Sinne von falschem Bewusstsein. Und dieses falsche Bewusstsein herrscht auch bei denen, vielleicht sogar hauptsächlich bei denen, die es betrifft, nämlich bei den Kranken. Halten wir einmal kurz und thesenhaft fest, worin das durchschnittliche Denken über Krankheit und Gesundheit besteht.

Gesundheit und Krankheit werden nach dem Schema von Normalität und Abweichung verstanden, und das gilt sogar für die beiden Bedeutungen, die man dem Ausdruck *Normalität* geben kann. Das Normale kann erstens verstanden werden als das, was eigentlich sein sollte, oder als das Wünschenswerte. In diesem Sinne sind die meisten Menschen geneigt, Gesundheit als die Norm des menschlichen Lebens anzusehen: ein gesundes Leben als das Leben, wie es eigentlich sein sollte. Diese Vorstellung gewinnt an Prägnanz durch den zugeordneten Krankheitsbegriff. Danach ist Krankheit die Abweichung von der Norm, die Störung des Lebensvollzugs, seine Reduktion und Behinderung. Nach dieser Ideologie sind Krankheit und Gesundheit Gegensätze. Und das soll Ideologie sein? Ist das nicht das richtige, das natürliche Denken – ja geradezu logisch? Um hier schon deutlich gegen dieses Denken unsere These zu setzen: *Krankheit und Gesundheit sind nicht einander ausschließende Gegensätze*. Also: Es kann gesunde Kranke und kranke Gesunde geben.

Der andere Sinn von Normalität ist *Durchschnitt*: Das Normale in diesem Sinne ist also das Durchschnittliche, das, was die meisten betrifft. Auch in diesem Sinne herrscht falsches Bewusstsein. Man glaubt, Gesundheit sei das Normale, d.h. die meisten Menschen seien gesund. Aus dieser Normalität falle man nur gelegentlich heraus: Es gibt Ausfallzeiten, man wird eben krank und dann wieder gesund. Und natürlich – das muss man zugeben – gibt es eine Minderheit von Menschen, die auf Dauer krank sind. Auch hier wird wieder unterstellt, dass Krankheit und Gesundheit sich ausschließende Gegensätze sind. Hinzu kommt die verfehlte Vermutung, dass die meisten Menschen gesund seien. Hier nun unsere zweite These: Das trifft nicht zu. *Fast jeder Mensch* – jedenfalls jenseits der Jugend – *hat irgendeine Krankheit*, sei es, dass er akut krank ist, sei es, dass er von einem periodischen Leiden heimgesucht wird, wie beispielsweise Migräne, sei es, dass er eine Leiden verursachende konstitutionelle Schwäche hat – das trifft zu für viele Rückenschmerzpatienten –, sei es, dass er an einer chronischer Krankheit leidet. Diese Behauptung statistisch zu belegen, erübrigt sich hier. Quellen wie der *Gesundheitsbericht für Deutschland*, der *Behindertenbericht* und die *statistischen Daten zum Gesundheitswesen* sprechen eine eindeutige Sprache. Das ist aber nicht die Sprache von jedermann; sie könnte aber die Betroffenen lehren, was sie ebenso durch Besinnung auf ihre Lebenserfahrung oder durch eine kleine Befragung in ihrem Bekannten- und Freundeskreis selbst gewinnen können: nämlich die Einsicht, dass Krankheit zum ganz normalen, zum durchschnittlichen menschlichen Leben gehört. Der Eindruck, dass dieses durchschnittliche Leben eigentlich das gesunde sei, wird sich dann als Täuschung erweisen, als ein Eindruck, der dadurch zu Stande kommt, dass es die meisten Menschen trotz ihrer Krankheiten schaffen, ein einigermaßen gesundes Leben zu führen, d. h. ihre Krankheiten mehr oder weniger gut zu bewältigen. Genau dieses *mehr oder weniger gut* soll das Thema unseres Buches sein. Unser Ziel ist es, die Krankheitsbewältigung im Spektrum ihrer Möglichkeiten mehr zum Guten hin zu verschieben.

Damit ist implizit schon unsere dritte These formuliert. Es kommt nicht darauf an, gesund zu sein im Sinne von *Freiheit von Krankheiten*, sondern gesund zu sein, indem man es versteht, mit Irritationen fertig zu werden, seine Krankheiten im Alltagsleben zu bewältigen und unter Umständen auch sein Leben so einzurichten, dass die Behinderungen nicht als Einschränkungen des Lebens selbst, sondern als Bedingungen, unter denen es Gestalt annimmt, verstanden werden können. Wir teilen damit die Auffassung des Medizinhistorikers Dietrich von Engelhardt, wenn er schreibt: «Im Gegensatz zu der bekannten und utopischen WHO-Definition von Gesundheit als physischem, psychischem und sozialem Wohlbefinden (physical, psychical und social well-being) müsste Gesundheit auch nicht als totales Freisein von Krankheit, sondern könnte eher als Fähigkeit verstanden werden, mit Behinderungen und Schädigungen leben zu können.» (1986, S. 21)

Unser Buch wendet sich primär an die Betroffenen, d. h. diejenigen Menschen, die mit einer Krankheit fertig werden müssen. Natürlich sind unsere Adressaten auch diejenigen, die beruflich mit Krankenbetreuung zu tun haben, und insbesondere auch diejenigen, die mit Krankheit in ihrer Nähe, d. h. bei Familienangehörigen, Freunden und Arbeitskollegen, zu tun haben. Bei allen, den unmittelbar Betroffenen wie auch den indirekt Betroffenen, geht es zuallererst um eine Einstellungsänderung. Die verfehlte, aber leider sehr verbreitete Einstellung zur Krankheit unterstellt nicht nur, dass Krankheit eine Störung des normalen Lebenslaufes sei, sondern dass Krankheiten im Prinzip behoben werden können und dass es ein Menschheitsziel sei, Krankheiten tendenziell abzuschaffen. Die medizinische Forschung verstärkt in der Öffentlichkeit durch ihre Verheißungen, durch ihre für die Finanzierung der Projekte notwendige Propaganda diese Auffassung von der Krankheit. Informationen über die fast jährlich steigende Lebenserwartung der Menschen in den westlichen Industrienationen wirken in dieselbe Richtung: Intuitiv rechnet man diese Tendenzen bis zur Abschaffung des Todes hoch. Und der Fortschritt der Medizin ist ja auch bewundernswert, und in der Tat gibt es Krankheiten, die einst zu den Schrecken der Menschheit zählten und heute als überwunden gelten, z. B. Blattern und Tuberkulose. Doch in dem Moment, in dem man so etwas hinschreibt, kommen bereits Zweifel auf, denn es hat immer wieder Warnungen vor der Rückkehr dieser Krankheiten gegeben. Der Grund besteht darin, dass bei Mikroorganismen nie von einer vollständigen Ausrottung gesprochen werden kann, wie das beispielsweise bei Säugetieren der Fall ist, und dass sich unter Umständen kleinste Populationen von Erregern wieder rapide ausbreiten können. Ferner besteht die Möglichkeit, dass Krankheitserreger durch Mutation gegen die Mittel, mit denen sie zunächst erfolgreich bekämpft wurden, resistent werden. Doch man braucht sich gar nicht auf die mögliche Wiederkehr schon überwundener Krankheiten zu beziehen, um zu behaupten, dass das Ziel der Abschaffung von Krankheit eine Illusion ist. Denn tatsächlich treten an die Stelle der überwundenen Krankheiten immer wieder neue, und zwar keineswegs bloß Variationen der bekannten, sondern wirklich neue, die ebenso das Potential haben, zum Schrecken der Menschheit zu werden, wie die großen alten, etwa Pest oder Cholera; man denke nur an Aids. Hinzu kommen die von Menschen gemachten Krankheiten, die vor allem durch die Erzeugung immer neuer Stoffe und in der Zukunft immer neuer Organismen und deren Verbreitung in allen Umweltmedien hervorgerufen werden. Hier sind Krebs und Allergien zu nennen. Wenn man sich die Bilanz von Überwindung alter Krankheiten und Entstehung neuer vor Augen führt, fragt man sich, woher die ständig steigende Lebenserwartung kommt. Es könnte sein, dass sie in Wahrheit nicht ein Resultat des gewachsenen Potentials der Medizin ist, Krankheiten zu heilen, sondern vielmehr eine Folge der allgemeinen Verbesserung der Lebensbedingungen, wie auch gerade der Möglichkeiten, mit Krankheiten zu leben. Die relative Zunahme der chronischen Krankheiten im Krankheitsstand der Bevölkerung spräche dafür.

Ist also gemessen an der tatsächlichen Entwicklung von Medizin und am Krankheitsstand der Bevölkerung der Gedanke einer potentiellen Abschaffung von Krankheit eine Illusion, so verfehlt dieser Gedanke – und das ist noch viel bedeutsamer – die Natur des Lebens selbst. Denn Leben ist nicht ein reines Dahinströmen, sondern eine Auseinandersetzung mit Widerständen, ein beständig gegenüber Irritationen wiederhergestelltes labiles Gleichgewicht. Ein großer Teil der Krankheiten dürfte diesem Prozess der Restabilisierung von Lebensprozessen zuzurechnen sein oder kann als Leben unter der Bedingung ständiger Irritationen angesehen werden. Sicher nicht alle. Aber schon einige Beispiele reichen aus, um klar zu machen, dass ein anderes Denken in Bezug auf die Krankheit zunächst eine andere Vorstellung vom Leben voraussetzt. Es gibt kein Leben ohne Irritationen und Widerstände, und das heißt: Krankheit ist kein Einwand gegen das Leben, Kranksein ist selbst eine Form von Leben. Also sollte man sich darum kümmern: Auch Kranksein muss man können.

Die Methoden und Kompetenzen des Kranksein-Könnens bezeichnen wir mit dem Psychologen Maslow (1966) als Coping-Strategien. Maslow hatte im Bereich der psychischen Krankheiten mit einem Problem zu tun, das wir hier allgemein zum Thema machen. Es handelt sich darum, dass Menschen unserer Zivilisation gewohnt sind, ihre Krankheiten gewissermaßen beim Therapeuten abzugeben. In dieser Haltung liegt zweierlei: Die Behandlung der Krankheit wird erstens als Aufgabe des Therapeuten angesehen, und zweitens wird vorausgesetzt, dass die Behandlung auf Heilung hinausläuft. Demgegenüber hat Maslow in seinem Konzept der Coping-Strategie damit gerechnet, dass in vielen Fällen eine Heilung gar nicht möglich ist, und vor allem hat er die Verantwortung an die Patienten zurückgegeben. Die Rede von Coping-Strategien, also von Strategien der Krankheitsbewältigung, bedeutet zuallererst, dass es die Sache der Patienten selbst ist, mit ihrer Krankheit fertig zu werden. Faktisch läuft es ohnehin darauf hinaus, doch die durchschnittliche Grundhaltung der Patienten, sie könnten ihre Krankheit quasi delegieren und zu einer Sache der Experten machen, bringt sie um die Chance, selbst Kompetenzen der Krankheitsbewältigung auszubilden.

Es wird viel vom *mündigen Patienten* geredet. Man versteht darunter in der Regel einen Patienten, der in der Lage ist, Therapiemaßnahmen mitzubeurteilen und die Entscheidungen darüber mitzutragen. Das ist ein schönes und nützliches Ideal, und man kann nur jeden Fall begrüßen, in dem ein Patient wirklich mitreden kann und in der Lage ist, sich gegebenenfalls auch gegen eine vom Arzt vorgeschlagene Therapie zu entscheiden. Nur muss er sich dafür schon halbwegs selbst zum Experten machen und sicher ein beachtliches moralisches Niveau erreicht haben. Wir bezeichnen hier mit dem Ausdruck *mündiger Patient* etwas Einfacheres und Elementareres: nämlich dass der Patient von vornherein die Sorge für sich und seine Krankheit gar nicht gänzlich an den Experten delegiert, sondern sie als Selbstsorge, als eine Aufgabe für sich, begreift.

Unter *Coping-Strategie* verstehen wir also mit Maslow primär die Kompetenzen und Methoden, durch die Menschen, die von Krankheit betroffen sind, sie zu bewältigen verstehen. Im weiteren Sinne werden wir damit auch diejenigen Verhaltensweisen bezeichnen, durch die Menschen, die durch Krankheiten ihrer Nächsten mitbetroffen sind, dazu beitragen, deren Krankheiten zu bewältigen.

Die Krankheitskompetenz, die wir im Auge haben, bezieht sich im Prinzip auf alle Arten von Krankheiten. Und doch müssen hier Einschränkungen gemacht werden. Sie hat nämlich dort ihr größtes Gewicht, wo es sich um unheilbare Krankheiten, chronische Krankheiten oder um bleibende Krankheitsfolgen, Operations- oder Unfallfolgen handelt. Damit sind unsere Hauptadressaten ältere Menschen. Auf der einen Seite gelingt es den älteren Menschen weniger als jüngeren, einfach über ihre Krankheiten hinwegzugehen. Mit ihrer allmählichen Entflechtung aus der Arbeitswelt und auch aus dem Bereich der Familie drängen sich ihre Gebrechen, wenn man das so sagen darf, mehr und mehr auf, bis sie unter Umständen zum Hauptlebensinhalt werden können. Auf der anderen Seite dominieren im Alter die chronischen Krankheiten bzw. Krankheitsfolgen, weil sie sich mit dem Leben gleichsam ansammeln. Man erkennt diese Tendenzen übrigens auch bei den akuten Krankheiten. Jüngere Menschen sind häufiger krank als ältere, dafür aber kürzer, ältere Menschen dagegen sind seltener akut krank, dafür dauern die Krankheiten jedoch länger. Diese statistischen Verhältnisse haben das Tröstliche, dass man jedenfalls Zeit hat, sich ins Krankseinkönnen einzuüben. Auf der anderen Seite aber sollte sie jeder Leser und jede Leserin, insbesondere die jüngeren, zur Warnung nehmen: Irgendwann kommt jeder in die Lage, Kompetenzen im Umgang mit der Krankheit haben zu müssen – und da sollte man sich rechtzeitig an harmloseren Fällen darin üben. Es ergibt sich damit die paradoxe Perspektive, dass eine wesentliche Dimension menschlichen Wachstums in der Ausbildung der Fähigkeit liegt, mit dem Negativen im Leben – hier speziell mit Krankheiten – fertig zu werden.

Wir werden im Folgenden keine spezielle Lehre vertreten, sondern vielmehr den Common-sense-Standpunkt einnehmen. Wir sind der Meinung, dass sehr viele Menschen bereits praktizieren, worauf es ankommt. Es geht vielmehr darum, die allgemeine Aufmerksamkeit auf das Problem der Krankheitsbewältigung zu richten, existierende Erfahrungen zu bündeln und weiterzugeben. Wir werden uns deshalb keineswegs nur auf unsere eigenen Erfahrungen berufen – obwohl es in diesem Gebiet sicher wichtig ist, dass man weiß, wovon man spricht, also vom Hintergrund eigener Erfahrungen argumentiert. Wir haben jedoch, um diesen Horizont zu erweitern, mit vielen Betroffenen Gespräche geführt und Menschen, von denen wir wussten, dass sie eine bestimmte Krankheit in ihrem Leben bewältigen müssen, um die Ausfüllung eines Fragebogens gebeten. Das Spektrum der Krankheiten war dabei sehr breit und reichte von Migräne bis zu Krebsleiden, von chronischen Rückenschmerzen bis zu allergischem Asthma. Im Fragebogen haben wir uns insbesondere für die Einstellung zur Krankheit interessiert, für die Art der Lebensführung und für das Selbstbewusstsein der betroffenen Kranken bzw. für die Frage, wie ihre Krankheit in ihr Selbstverständnis eingeht. Unser Ziel war keine quantitative Erhebung, es ging uns vielmehr darum, Typen von Krankheitsbewältigung zu finden. Unsere Gesprächspartner werden deshalb nicht als Individuen vorkommen, sondern als Vertreter eines Typus. Wir hoffen aber, einen Teil unseres Dankes an diese Partner zu erstatten, indem wir ihnen durch unser Buch die Möglichkeit geben, ihre Erfahrung weiterzugeben und damit anderen Menschen nützlich zu sein. Unsere Achtung gebührt ihnen ohnehin, da es sich durchweg um Menschen handelt, denen man Vorbildcharakter zuschreiben kann und die doch unauffällig bleiben. Diese Unauffälligkeit ist ja gerade das Ergebnis davon, dass sie ihr Leiden – und manchmal ist es schweres Leiden – bewältigen.

Noch eine letzte Bemerkung ist notwendig. Wir behandeln in diesem Buch keine psychischen Krankheiten, wir behandeln auch nicht angeborene Behinderungen, und schließlich geht es in unserem Buch nicht um die Frage des Sterbenkönnens, also bei vielen Krankheiten um die letzte Phase. Die genannten Bereiche sind eine ähnliche Bemühung wert, wie wir sie vorhaben, doch um der Klarheit willen war es für uns notwendig, das Feld der Anwendung zu begrenzen.

1. Krankheit und Leiberfahrung

Körper und Leib

Wir leben in einer Zivilisation, die durch Leibvergessenheit bestimmt ist. Gesundsein heißt wesentlich: sich nicht spüren, den Leib vergessen können. Der Grund liegt in der Instrumentalisierung des Leibes. Der Leib ist Körper, ein Vehikel des Lebensvollzugs, ein Instrument der gesellschaftlich geforderten Leistungen. Und Instrumente – das kann man von dem Philosophen Martin Heidegger lernen – sind um so besser, je unauffälliger sie sind. Ein Werkzeug sollte gewissermaßen hinter seiner Dienlichkeit verschwinden; es sollte sich unauffällig in den Handlungszusammenhang fügen. Wir reden jetzt nicht von den Problemen, die sich aus dieser Grundhaltung ergeben, wenn es gerade darum geht, den Leib als Quelle der Lust zu erfahren. Für uns ist vielmehr wichtig, dass für viele Menschen die Erfahrung des eigenen Leibes mit der Krankheit beginnt: Sie lernen sich als Leib überhaupt erst in der Krankheit kennen.

Bemerkenswert ist, dass das nicht nur für den Leib, d. h. also für die Erfahrung der eigenen Natur im subjektiven Sich-Spüren, gilt, sondern auch für den Körper. Unter Körper verstehen wir das, was am Menschen objektiv erfahrbare Natur ist. Nun erfährt jeder Mensch im Schulunterricht nicht wenig über den Körper, d. h. über die menschliche Anatomie, über physiologische Vorgänge, über Vererbung. Genauer gesagt ist es sogar so, dass die Kenntnisse von der menschlichen Natur, die die Schule vermittelt, sich praktisch nur auf die Natur als Körper beziehen. Vielleicht ist das auch der Grund, warum so wenig von diesem Wissen bei den Schülern hängenbleibt. Es wird irgendwie nicht deutlich, dass dieses Wissen etwas mit *mir* zu tun hat. Gerade weil es objektiv ist, ist es ein Wissen von außen, ein Wissen vom Anderen. Und doch geht dieses Wissen vom Anderen einen an, weil man lebend dieser Andere selbst sein muss. Dieser Zusammenhang wird für viele Menschen jedoch erst im Kranksein klar. Da erfährt der Mensch dann beispielsweise von irgendeiner Drüse in sich, die nicht richtig funktioniert, aber das Entscheidende ist, dass es *seine* Drüse ist, dass er in der Krankheit dieses Nichtfunktionieren der Drüse leben muss. Sich kennenlernen in der Krankheit bedeutet daher in der Regel, dass wir als Menschen uns erst dann in unserer physiologischen Konstitution kennenlernen, erst dann erfahren, dass es so etwas gibt wie die Schilddrüse oder die Prostata. Dass es Organe und ihre geradezu wunderbare Vielfalt und Vernetzung sind, was normalerweise den Lebensvollzug unauffällig ermöglicht, erkennt man erst mit Erstaunen und Erschrecken bei Krankheiten, die durch diese Organe bedingt sind. Dass es ein vegetatives Nervensystem gibt, Bandscheiben, eine Bauchspeicheldrüse, ein Lymphsystem, wozu sie da sind und was sie leisten, das alles hätte man schon immer wissen können. Doch man muss sich dieses Wissen schließlich erst *aneignen*. Daraus mag eine Achtung für die eigene Natur erwachsen, freilich eine Achtung, die häufig zu spät kommt, nämlich dann, wenn man durch unvernünftiges oder gar rücksichtsloses Verhalten die eigenen natürlichen Lebensgrundlagen bereits beschädigt hat.

Doch vor allem lernt man in der Krankheit sich selbst als Leib kennen. Was das bedeutet, wird einem besonders deutlich, wenn man etwa bei einem Philosophen wie Kant liest, die Selbsterfahrung bestehe in Lust und Unlust. Wie vielfältig sind in Wahrheit die Weisen leiblichen Spürens, wie man sie wohl oder übel als kranker Mensch kennenlernen muss. Es fehlen einem die Kategorien, diese ganze Mannigfaltigkeit von Formen, in denen sich der Leib von selbst aufdrängt, von Befindlichkeiten und affektiven Regungen zu beschreiben. Beginnen wir mit Letzterem, weil es am nächsten mit der subjektiven Aneignung objektiver Erkenntnis des Körpers zusammenhängt. Diese Aneignung ist ja häufig nicht nur ein intellektueller Vorgang, ein Sich-etwas-Klarmachen, sondern eine höchst konkrete Auseinandersetzung.

Bekanntlich ist eine der grundlegenden Instanzen der Ekelerfahrung die Konfrontation mit Teilen oder Flüssigkeiten des eigenen Körpers, wenn sie einem desintegriert vom eigenen leiblichen Zusammenhang begegnen. Haare etwa oder Schleim, Exkremente, abgelöste Hautfetzen und schließlich klaffende Wunden und desintegrierte Organe erzeugen Ekel. Das Paradoxe an dieser Erfahrung ist, dass sie nur zustande kommen kann, oder besser gesagt, nur diese Dramatik von Bedrängung und Abstoßung enthält, weil dieses Objektive, das da liegt, in seiner bestürzenden Fremdheit gerade doch als das Eigene erfahren wird. Krankheit konfrontiert einen häufig mit solchen Erfahrungen. Man wird in der Krankheit über seine Kreatürlichkeit belehrt, darüber, was man doch für ein elendes, hinfälliges Geschöpf ist. Es ist interessant zu sehen, dass bestimmte stoische Übungen, wie sie sich beispielsweise bei Marc Aurel finden, gerade darin bestanden, sich das menschliche Leben in dieser Weise, d.h. von seiner abstoßenden und ekelerregenden Seite her, vor Augen zu führen. Das diente dem Zweck der geistigen Lebensführung, der Überwindung von Abhängigkeiten und sinnlichen Begierden, insbesondere der Überwindung der Todesangst. Diese stoische Verachtung der Natürlichkeit des Menschen kann nicht unser Ziel sein, insbesondere dann nicht, wenn es darum geht, mit der Krankheit zu leben. Denn letzteres heißt gerade, mit dem Lastcharakter des Daseins fertig zu werden, und zwar auch dann, wenn der Körper mit der Aufdringlichkeit nackter physiologischer Tatsachen im Alltagsleben spürbar wird. Das gilt im übrigen nicht nur für den Kranken selbst, sondern auch für diejenigen, die ihn pflegen.

Der Lastcharakter des Daseins

In der Krankheit wird einem das Dasein zur Last, und die Leiberfahrungen, die man dabei macht, sind Erfahrungen des *Lastcharakters des Daseins* (Martin Heidegger). Obgleich man nicht leugnen darf, dass das negative Erfahrungen sind, kommt doch alles darauf an, zu begreifen, dass es eben *Daseins*-Erfahrungen sind, dass sie einem die Conditio Humana deutlich machen und dass es in diesem Dasein um *mich* selbst geht. Sich das klar zu machen ist besonders notwendig im Zeitalter eines neuen Hedonismus, einer Epoche jenseits puritanischer Ethik. In solchen Epochen ändern sich Grundeinstellungen und Lebenserfahrungen in Abhängigkeit von der ökonomischen Lage. Doch sie können ideologisch werden, weil sich an den Grundbedingungen menschlicher Existenz nichts ändert. Zwar mag zutreffen, was Simone de Beauvoir als Resümee der Sterbensgeschichte ihrer Mutter schreibt: «Sie hat einen sanften Tod gehabt, den Tod einer Privilegierten» (1968, S. 105). Doch die hygienische und pharmakologische Besänftigung des Sterbens ändert letzten Endes nichts daran, dass der Einzelne im Sterben radikal mit seiner Kreatürlichkeit konfrontiert wird. Und das trifft natürlich mehr oder weniger für jeden Kranken zu. Eine Orientierung des Lebens an Lebensgenuss und Wellness enthält deshalb immer auch ein Moment von Unehrlichkeit und Halbheit. Solch ein Leben kann in seiner Kultivierung fade werden, in jedem Fall ermangelt es des Ernstes, steht unter dem Vorbehalt des *solange es geht.* Mit der Krankheit leben bedeutet einen Lebensentwurf, bei dem man den Lastcharakter des Daseins nicht leugnet, in dem vielmehr das gute Leben gerade darin besteht, die Last des Daseins zu bewältigen.

Die Last des Daseins wird am eindringlichsten spürbar im Schmerz. Der Schmerz ist ein Gefühl der eigenen Existenz. Man ist sich selbst gegeben in einer Weise, dass man sich am liebsten los wäre und doch zugleich spürt, dass man diese leibliche Existenz selbst ist und zu sein hat. Wie aufdringlich kann einem ein Zahn sein im Schmerz, wie okkupierend der Schmerz im Becken für das ganze Lebensgefühl. Wie befremdlich kann man ein Organ in der Bauchgegend spüren, wie drückend kann sich ein Kopfschmerz auf einen niedersenken.

Es ist schlimm, dass man sich und den Leib, den man hat, erst eigentlich durch den Schmerz kennenlernt. Das Leibbewusstsein erhält deshalb seine Konturen quasi durch die Narben, die der Schmerz in den Leib eingezeichnet hat. Man mag sich trösten mit dem Bild eines Baumes, dessen Gestalt sich dem Leben verdankt, das er in Auseinandersetzung mit Wind und Wetter vollzogen hat. Oder auch durch die Überlegung, dass Schmerz nur das Überwiegen einer Seite leiblichen Spürens ist, nämlich der Engungstendenz gegenüber der Weitungstendenz. Solche Überlegungen mögen einem helfen, die Schmerzerfahrung in die eigene Vorstellung dessen, was menschliches Leben ausmacht, zu integrieren. Doch Schmerz bleibt Schmerz. Und eine Positivierung des Schmerzes, wie sie beispielsweise in Praktiken der Selbstgeißelung geübt wird, wird der Kranke letztlich von sich weisen.

Schmerz hat als Erfahrung der Engung eine Tendenz zur Desintegration des Leibes: Er kann sich auf einzelne Glieder oder Organe zusammenziehen. Das ist anders mit der Leiberfahrung, die man allgemein als Befinden bezeichnet. Obgleich nun das Befinden einen positiven und einen negativen Pol hat – es spielt beispielsweise zwischen Frische und Mattigkeit –, obgleich es also durchaus möglich wäre, seinen Leib durch positive Erfahrungen kennenzulernen und sich zu eigen zu machen, überwiegen auch hier die negativen. Der Grund, um das noch einmal zu sagen, liegt in der herrschenden Instrumentalisierung des Körpers. Danach heißt Sich-gut-fühlen so viel wie: sich gar nicht fühlen. Natürlich hat sich im postindustriellen bzw. postpuritanischen Zeitalter eine breite Bewegung der Wiederentdeckung des Leibes über Yogaübungen, Atemübungen, Tai Chi und ähnliches vollzogen. Doch weil es alle

Menschen betrifft und sich von selbst einstellt, überwiegt noch immer das Sich-kennen-lernen durch Krankheit. Und dabei spielt das Sich-Befinden eine zentrale Rolle. Am allgemeinsten ist das diffuse Sich-krank-fühlen.

Das Sich-krank-fühlen ist gewissermaßen ein Vorbote von Krankheit und ist auch in Bezug auf das, was es sein könnte, unbestimmt. Wenn man diesem Befinden weiter nachspürt, mag man von Mattigkeit reden, schweren Gliedern, einer allgemeinen Unruhe und vielleicht, noch etwas spezifischer, von Gelenkschmerzen. Charakteristisch ist gerade das Unbestimmte dieses Gefühls; es bedeutet, dass man sich als Leib gegeben ist und darin den Lastcharakter des Daseins spürt. Der Leib ist hier alles andere als *fungierender Leib* (Merleau-Ponty), er ist nicht unsere Weise, in der Welt zu sein, sondern gerade das, was uns daran hindert, was sich durch Trägheit und Schwere bemerkbar macht und uns tendenziell in uns verschließt. Das betrifft auch die Wahrnehmung. Im Sich-krank-fühlen wird die Welt trübe und droht, sich zu entziehen. Aus der Befindlichkeit des Sich-krank-fühlens gliedern sich dann mit der Entwicklung einzelner *Symptome* spezifische leibliche Regungen aus.

Noch vor diesen Symptomen, mehr in der Art einer Befindlichkeit, liegt das Fieber. Die Erfahrung des Fieberns ist durch das Fieberthermometer weitgehend entwertet worden. Danach kann sich jemand fiebrig fühlen und kein Fieber haben, und umgekehrt kann jemand Fieber haben und sich nicht fiebrig fühlen. Uns geht es hier aber gerade um die Leiberfahrung und dabei zugleich um die Rehabilitierung von Subjektivität. Sich fiebrig fühlen ist in der Regel ein Moment im Sich-krank-fühlen, kann aber auch selbständig auftreten oder eine Befindlichkeit im Prozess von Krankheit bezeichnen. Zu fiebern ist ein Zustand der Anregung, aber gerade einer Anregung, die als Last erfahren wird. Der Körper läuft gewissermaßen auf Hochtouren, ohne seine Energien in Aktivitäten umsetzen zu können. Deshalb kann mit Fiebern auch Unruhe verbunden sein, bis hin zu Halluzinationen und Panik. Man könnte das Fiebern auch als ein ungutes Wachsein des ganzen Leibes bezeichnen. Man spürt sich quasi überall, aber gerade dadurch zerfließt man und kann sich nicht *zusammenraffen*. Immerhin kann man nach dieser Charakterisierung des Fieberns als eines Anregungszustandes verstehen, dass im übertragenen Sinne *Fiebern* auch eine positive Erfahrung bezeichnen kann, wie etwa: *Ich fiebere der Auseinandersetzung entgegen*. Auch hier ist eine Mobilisierung innerer Kräfte gemeint, die sich noch nicht äußern können und deshalb einen Zustand von erregter Unruhe bewirken. Umgekehrt kann Fieber in der Krankheit auch als ein – täuschendes – Hochgefühl erlebt werden. Medizinisch gesehen wird Fieber, wenn es nicht lebensbedrohlich hoch ist, durchaus als positives Anzeichen der organischen Auseinandersetzung mit der Krankheit bewertet.

Die bekanntesten leiblichen Regungen ereignen sich im Zusammenhang mit der Krankheit. Auch hier müssen wir betonen, dass das keineswegs so sein muss. Es ist dem Philosophen Hermann Schmitz durchaus Recht zu geben, wenn er behauptet, dass alle Gefühle in Form von leiblichen Regungen gespürt werden. Doch wer will das schon wahr haben. Da sind die Jugendlichen, vielleicht gerade weil sie noch nicht vollständig sozialisiert sind, eine Ausnahme, wenn sie etwa das Gefühl der Verliebtheit mit *Schmetterlinge im Bauch haben* beschreiben. In der Regel aber sind leibliche Regungen so etwas wie Völlegefühl, Sodbrennen, Darmgrimmen, Hitzewallungen. Es sind charakteristische Weisen, den eigenen Leib zu spüren, und zwar derart, dass einem sich dabei einzelne Leibesgegenden in lästiger Weise bemerkbar machen. Man spricht hier auch von Organempfindungen, obgleich das Organ als solches in den Empfindungen nicht vorkommt – es wird gewissermaßen hinzu gedacht. Man weiß eben, dass Sodbrennen etwas mit dem physischen Zustand von Magen und Speiseröhre zu tun hat. Im Gefühl liegt jedoch nichts anderes, als dass in dieser Leibesgegend ein saueres Aufstoßen, ein aufsteigendes Brennen spürbar ist. Ähnlich verhält es sich mit dem Verhältnis von Völlegefühl und Magen. Es drängt sich dabei eine Leibesinsel in der Bauchgegend auf.

Dieses Beispiel ist besonders wichtig, weil man daran das Verhältnis von leiblicher Regung und Krankheitssymptom studieren kann. Der moderne Mensch, der wenig mit seinem Leib und dessen Regungen vertraut ist, neigt dazu, leibliche Regungen generell als Symptome zu deuten, das heißt als Anzeichen dafür, dass mit seinem Körper etwas nicht in Ordnung ist. Tatsächlich aber gehört das Spüren des eigenen Leibes auch zum gesunden Leben, nur dass es gewöhnlich in die Unauffälligkeit abgedrängt wird. Das Völlegefühl kann deshalb durchaus die Erfahrung von leiblicher Trägheit im Prozess des Verdauens sein und muss keineswegs als Anzeichen einer körperlichen Dysfunktion gedeutet werden.

Krankheit ist nur eine Weise, in der der Mensch sich als Leib und Körper kennenlernt. Eine andere ist zweifellos die Sexualität, und schließlich gibt es die leiblich und körperlich bestimmten Übergänge, die Perioden des menschlichen Daseins abgrenzen, wie Pubertät und Klimakterium. Aber auch Krankheitserfahrungen sind für den einzelnen Menschen Markierungen in der Biographie. Sie mögen die Biographie geradezu bestimmen.

Krankheit und Biographie

Unter der *Biographie* eines Menschen versteht man heute im allgemeinen dessen faktischen Lebensvollzug, d.h. die Mannigfaltigkeit aller Tatsachen, die das Leben ausmachen. Eigentlich jedoch bezeichnet der Ausdruck *Biographie* das erzählte Leben, und da ist es sehr fraglich, ob sich jeder Lebensvollzug zu einer Erzählung reimt. Es dürfte sehr unterschiedliche Formen geben, nach denen man das Leben eines Menschen im Ganzen und in seiner Gliederung begreift bzw. nach denen der Betroffene es selbst begreift. Solche Muster können von außen vorgegeben sein – so waren beispielsweise im 20. Jahrhundert für fast alle Menschen in Europa die Weltkriege prägend – oder sie können auch durch die Berufskarriere des Einzelnen, durch einschneidende Ereignisse des individuellen Lebens gegeben sein. In diesem Sinne ist Krankheit ein biographischer Faktor. Krankheit kann unter Umständen ein Leben so stark prägen, dass sie die politisch-sozialen Faktoren oder die Berufskarriere eines Menschen überdeckt.

Dabei braucht man nicht einmal an die chronischen Krankheiten zu denken, auch Krankheit als Störung oder vorübergehendes Ereignis kann Zäsuren in den Lebenslauf setzen, derart, dass der betroffene Mensch fortan sein Leben dadurch gegliedert sieht. Ebenso wie jemand sagt, das war *vor meinem Examen* oder *nach meinem Examen*, kann ein Mensch auch seinen Lebenslauf gegliedert sehen durch *vor meiner Operation* und *nach meiner Operation* oder *vor meinem Unfall* und *nach meinem Unfall.* Diese Art Lebensgliederung nach Krankheitsereignissen ist nicht nur eine subjektive Zeitrechnung oder gar Eselsbrücke, die dem Einzelnen erlaubt, sich die Zeit als Reihenfolge seines Daseins leichter vor Augen zu führen – etwa so wie jemand sein Leben nach den Autos periodisiert, die er gefahren hat. Vielmehr sind diese Ereignisse wirkliche Kerben oder Knoten in der leiblichen Existenz, insofern sie nämlich nicht ein Zustand, sondern eben der Lebensvollzug selbst sind. Der Leib hat selbst ein Gedächtnis, und der Lebensrhythmus kann vor und nach Krankheiten ein anderer sein, selbst wenn die Krankheit geheilt wurde. Eine *restitutio ad integrum* kann es, wie einsichtige Ärzte sagen, im strengen Sinne nicht geben: Man ist, nachdem man eine schwere Krankheit durchgestanden hat, doch ein anderer als vorher.

Das trifft vor allem auf die chronischen Krankheiten und die bleibenden Krankheitsfolgen zu. Hier haben wir es mit Krankheit als biographischem Faktor zu tun, der nicht nur das Leben durch Einschnitte gliedert, sondern in seinem Charakter und Verlauf bestimmt. Das Lebensgefühl, der Tageslauf, die möglichen Berufsperspektiven enthalten immer die Krankheit als eines ihrer Elemente. Durch beständige Aufmerksamkeit auf therapeutische und hygienische Maßnahmen wird das Dasein für den Betroffenen explizit zur leiblichen Existenz.

Noch dramatischer ist diese Prägung von Biographien bei solchen Krankheiten, die mit einer progressiven Verschlechterung der Gesamtkonstitution oder einzelner Kompetenzen verbunden sind. Zu denken ist etwa an Alzheimer, Parkinson oder Multiple Sklerose, aber auch an eine progressive Verschlechterung des Sehens. Bei solchen Krankheiten kann sich die gesamte Lebenssituation durch Krankheitsschübe qualitativ verändern. Die Biographie wird dann in allen Dimensionen so sehr von dem Faktor Krankheit bestimmt, dass sie zur Krankheits- oder Leidensgeschichte wird. Da die Entwicklung dabei ein Weg bergab ist, kann man hier im extremen Fall von Leben als einer *Krankheit zum Tode* (Kierkegaard) sprechen. Es ist bemerkenswert, dass einer unserer herzkranken Interviewpartner seine Krankheit bereits unter dieser Perspektive sieht, obgleich sie nicht notwendig mit einer progressiven Verschlechterung verbunden ist: «Obwohl nicht alle Krankheiten zum Tode führen und das Leben als solches schon unvermeidlich zum Tode führt. Leben ist Sterben. Aufgrund der Krankheit indessen denke ich öfter an den Tod, auch altersbedingt.» (Herzkranker, 66) Doch was er hier zum Ausdruck bringt, ist die Irreversibilität des Krankheitsgeschehens. In diesem Sinne können alle chronischen Krankheiten und bleibenden Krankheitsfolgen als ein Schritt zum Tode erfahren oder gedeutet werden, ja mehr noch: Man sollte sie so verstehen. Natürlich ist jedem Menschen klar, dass wir sterblich sind, doch diese Tatsache wird im allgemeinen verdrängt. Krankheiten biographisch ernst zu nehmen heißt dagegen, sie auch als Manifestationen der Endlichkeit des Daseins zu begreifen. Die Bewältigung von chronischen Krankheiten und bleibenden Krankheitsfolgen ordnet sich damit in das allgemeinere Thema des Älterwerdens ein.

Ob nun mit oder ohne chronische Krankheiten bedeutet Älterwerden, dass sich Lebensmöglichkeiten verschließen und zwar gerade wegen schwindender Leistungsfähigkeit und leiblicher Sicherheit und wegen des Verlusts von Kompetenzen. Dieses Schwinden leiblicher Fähigkeiten bedeutet umgekehrt ein schrittweises Hervortreten des Leibes aus seiner Unauffälligkeit. Durch höhere Schmerzempfindlichkeit, durch eine Ungelenkheit, durch Witterungsabhängigkeit sowie durch die vermehrte Zuwendung, die der Körper einem im Alltag abverlangt, wird das Alter zu dem Lebensabschnitt, in dem das Leben als leibliche Existenz erfahren wird. Die Abhängigkeit vom Zustand des Körpers wird unübersehbar. So paradox es klingt: Nicht die Jugend, sondern das Alter ist der Lebensabschnitt, in dem Leibsein zur Aufgabe wird.

2. Therapeutik

Es mag verwundern, dass wir ein Kapitel *Therapeutik* an den Anfang setzen. Ist nicht die Lehre dieses Buches, dass Krankheit zum menschlichen Leben gehört und man deshalb lernen müsse, mit der Krankheit zu leben? Ja, allerdings. Doch mit der Krankheit leben heißt auch und sogar zu allererst, sich um Therapien zu kümmern. Auch das will gekonnt sein. Wir werden sehen, dass man als Kranker mit ganzen Welten konfrontiert wird, befremdenden Welten, und dass deshalb zum Krankseinkönnen die Fähigkeit gehört, vernünftig mit dem medizinischen System umzugehen. Therapien sind also das erste, worum man sich als Kranker kümmern muss, und nichts ist selbstverständlicher als das. Doch man wird schnell lernen, dass es nicht das Ganze sein kann und dass Diätetik und Ethik hinzutreten müssen und dass sie am Ende, nämlich bei chronischen oder bei unheilbaren Krankheiten, sogar allein übrig bleiben. Doch wenn man krank ist, ist und bleibt die erste Maxime, sich um Therapien zu kümmern. Es ist merkwürdig genug, dass man das betonen muss. Doch es gibt nicht wenige Menschen, die hier – sei es aus Fatalismus, sei es aus religiösen Gründen oder auch aus purer Nachlässigkeit oder Rücksichtslosigkeit gegen sich selbst – das Nötige versäumen.

Die Krankheit spüren

Doch wann ist man krank? Das Bewusstsein, krank zu sein, kann allmählich wie aus einem Nebel auftauchen. Es kann einen auch wie ein Blitz aus heiterem Himmel treffen, oder es kann sich in einem beständigen Hin und Her von Befürchtung und Sich-selbst-zur-Ordnung-rufen, von Beunruhigung und Vergessen schließlich stabilisieren. Das Bewusstsein, krank zu sein, ist eine ganz besondere Form von Selbstbewusstsein, eine erhöhte Form von Aufmerksamkeit auf sich, ein Gewahrwerden dessen, dass man überhaupt existiert, eine Spannung zwischen Abstandnehmen von sich und der Gewissheit, dass man jetzt unausweichlich betroffen ist. Erst vom Krankheitsbewusstsein her wird deutlich, in welchem Maße sich das gewöhnliche Leben unbewusst vollzieht, gewissermaßen als Selbstverständlichkeit vorausgesetzt wird, während die Gedanken ganz woanders sind, bei den Wörtern, die man spricht, bei den Geschäften, die man betreibt, bei den Menschen, um die man sich kümmert. Es ist erstaunlich, in welchem Maße man über das Leben selbst hinweggeht. Man könnte sagen, dass darin, in der Unauffälligkeit des Lebensvollzugs, gerade die Gesundheit besteht. Im Krankheitsbewusstsein liegt deshalb zuallererst, dass der Lebensvollzug selbst auffällig wird. In jeder Krankheit wird man mehr oder weniger daran erinnert, dass Leben nicht selbstverständlich ist, vielmehr stets gefährdet, ein Gleichgewicht, das von Moment zu Moment stabilisiert werden muss. Das Bewusstsein zu leben meldet sich deshalb primär als Besorgnis.

Woran merkt man, dass man krank ist? Jean-Paul Sartre (1952, S. 431f.) hat in einer faszinierenden Analyse des Augenschmerzes gezeigt, dass sich die Krankheit der Augen zunächst und primär nicht an den Augen selbst zeigt, sondern im Nachlassen ihrer Leistung, etwa beim Lesen, ja mehr noch sich jenseits des Subjekts, nämlich in den Buchstaben, ankündigt: Sie werden verschwommen, scheinen sich zu verselbständigen, lassen sich nicht mehr greifen. Freilich, diese Ordnung gehört zu einem bestimmten Typ von Mensch, nämlich zu den stark handlungsorientierten oder extrovertierten. Bei manchen Menschen kann das anders sein, und die Störung der Augen kann primär als Augenschmerz auftreten.

Damit hätten wir zwei mögliche Ursprünge des Krankheitsbewusstseins, nämlich Leistungsminderung und Schmerzen. Doch so einfach liegen die Dinge nicht, und hier beginnt bereits die schwierige Kunst des Krankseinkönnens. Man muss im Umgang mit sich selbst herausfinden, wann Leistungsminderung und wann Schmerz tatsächlich auf Krankheit deuten. Dabei gilt es auch, gegenüber gesellschaftlichen Zumutungen standzuhalten, die einem suggerieren, Leistungsminderung oder Schmerz von vornherein als Krankheit zu deuten. Klassische Beispiele dafür sind die Leistungsminderungen von Kindern in der Schule und die Deutung von Schmerzen im Zusammenhang der weiblichen Monatsregel als Krankheit, nämlich als prämenstruelles Syndrom. Leistungsminderung kann auch ganz andere Ursachen haben als Krankheit, etwa Überarbeitung, falsche Ernährung, mangelnde Motivation, oder sie kann ganz einfach im Rahmen der natürlichen Schwankungen des Leistungsniveaus liegen. Wir haben hier einen wichtigen Punkt: Die Gesellschaft, wie auch wir selbst, verlangen uns ständig ein gleiches Maß an Leistung ab. Leistungsminderung kann also, muss aber keineswegs das Symptom einer Krankheit sein.

Ebenso verhält es sich mit dem Schmerz: Man hat den Schmerz häufig geradezu als einen Indikator von Krankheit oder Verletzung definiert. Er sei ein natürliches Warnsystem des Organismus. Das ist aber eine ganz unzulängliche Sicht, aus vielerlei Gründen. Einerseits können Schmerzen bei bestimmten Krankheiten überhaupt erst auftreten, wenn es bereits zu spät ist – das trifft etwa auf gewisse Krebskrankheiten zu. Auf der anderen Seite kann man Schmerzen haben ohne Krankheiten oder physische Läsionen. Jeder kennt die Regenerationsschmerzen, also zum Beispiel Muskelkater, und bei Kindern gibt es die sogenannten Wachstumsschmerzen. Aber, und das ist das Merkwürdigste, es gibt auch gewissermaßen *freie* Schmerzen, Schmerzen die nichts sind als sie selbst. Man hat deshalb umgekehrt, gemessen an dem üblichen Verständnis der Beziehung von Schmerz und Krankheit, Schmerzen gewissen Typs nun selbst als Krankheit aufgefasst. Ob also Schmerzen Krankheit bedeuten, ist nicht leicht zu entscheiden. Und der potenzielle Patient, also jeder Mensch, muss im Leben lernen, sich in der Welt der Schmerzen zurechtzufinden. Man sieht das gewöhnlich als moralisches Problem, nicht mit jedem Wehwehchen zum Arzt zu laufen. Andererseits geht es aber darum, den Weg zum Arzt nicht zu versäumen, weil die Schmerzsignale nicht ernst genommen werden.

Schmerzen und Leistungsabfall sind aber nicht die einzigen Quellen, aus denen Krankheitsbewusstsein entstehen kann. Es gibt eben auch dieses Sich-krank-fühlen oder weniger deutlich das Sich-nicht-wohl-fühlen. Das ist ein Gefühl besonderer Art und von großer Variationsbreite. Es kann so etwas wie lauernden Schmerz geben, ein Gefühl, das Schmerz sein könnte, das man aber nicht so nennen mag. Ferner kennt man das Schwersein der Glieder, eine gewisse Trägheit im Leibe, ein Misslingen von Koordinierung, eine Art Dissoziation der leiblichen Einheit und dann natürlich: ein Stimmungstief, Müdigkeit, Motivationsschwäche etc. Das heißt aber, dass das, was sich zunächst so deutlich als besonderes Gefühl, nämlich als *Sich-krank-fühlen* bezeichnen ließ, wieder in einem Nebel von Unbehagen verschwindet. Auch hier gilt, dass man sich in einem weiteren Spektrum von Gefühlen zurechtfinden muss, um ein Gefühl deutlich als Sich-krank-fühlen zu identifizieren. Und auch hier ist es eine moralische Aufgabe, diese Kompetenz zu entwickeln, um die Einschätzung der eigenen Gefühle nicht an den Arzt zu delegieren.

Die hier zu fordernde Einübung in einen Umgang mit sich, die Sicherheit in der Einschätzung leiblicher Regungen kann nun unter Umständen in ihr Gegenteil umschlagen. Praktisch orientierte Ratgeber haben seit je davor gewarnt, sich zu viel mit dem eigenen Körper zu beschäftigen. Aus einer allzu großen Aufmerksamkeit könne sich nämlich Hypochondrie entwickeln. Das Krankheitsbild, das man traditionell Melancholie, Hypochondrie, dann Neurasthenie und neuerdings Depression nennt, kann aber keineswegs mit einer übertriebenen Aufmerksamkeit auf leibliche Regungen gleichgesetzt werden. Man muss vielmehr umgekehrt sagen, dass diese sogenannte übertriebene Aufmerksamkeit auf leibliche Regungen ein Symptom des genannten Krankheitskomplexes ist: Es gehört zu diesen Krankheiten eine eigentümliche Verunsicherung im eigenen Leibgefühl, so dass leibliche Regungen den betroffenen Patienten leicht als Anzeichen gefährlicher Krankheiten erscheinen. Diese Verunsicherung kann aber auch ganz andere Ursachen haben, ja wir müssen sogar sagen, dass sie in der technischen Zivilisation geradezu endemisch ist. Gerade die aufgaben- und handlungsorientierte Lebensführung, die man als Mittel gegen hypochondrische Grillen empfiehlt, kann die Ursache dafür sein, dass man sich in den eigenen leiblichen Regungen nicht auskennt. Das ist etwa so, als ob man den Wunsch, aufatmen zu können, als das Bedürfnis nach einer Zigarette deutete. Insbesondere aber rechnet der Mensch unserer Zivilisation kaum mit der leiblichen Wirklichkeit von Gefühlen. Die leibliche Regung wird allenfalls als ein Begleitphänomen des Gefühls verstanden oder gar gänzlich von ihm abgespalten. Auf diese Weise kann dann etwa eine Beunruhigung als Darmgrimmen verstanden werden oder aber eine Befürchtung als Herzbeklemmung. Die hypochondrische Missdeutung von leiblichen Regungen besteht hier also darin, dass die leibliche Wirklichkeit von Gefühlen als Krankheitssymptom wahrgenommen wird. Genau genommen ist also nicht das Übermaß an Aufmerksamkeit auf die Regungen des eigenen Leibes der Grund von ständiger Krankheitsbesorgnis, sondern der Mangel an Vertrautheit mit sich. Dieser Sachverhalt bestärkt uns in unserer Auffassung, dass man sich in eine Vertrautheit mit den Regungen des eigenen Leibes einüben muss, um sie überhaupt als Signale für das Bewusstsein *ich bin krank* nutzen zu können.

Die Erfahrung zeigt, dass viele Menschen diese Vertrautheit

mit sich nicht in hinreichendem Maße besitzen und deshalb zum Arzt gehen müssen, damit er ihnen die Regungen ihres Körpers deutet. Diese Rolle des Arztes fällt ihm aufgrund unseres gegenwärtigen Zivilisationszustandes zu. Sie ist jedoch viel allgemeiner und wichtiger wegen eines anderen Problems im Verhältnis von leiblichen Regungen und Krankheit. Man kann nämlich krank sein, ohne das zu spüren. Dieser Satz klingt paradox, erklärt sich jedoch leicht durch den Unterschied von *Sich-krank-fühlen* und objektiv *Krank-sein.* Es gibt leider viele Krankheiten, die sich langsam und umfassend im Organismus entwickeln, lange bevor sie sich im leiblichen Spüren, sei es nun im Schmerz oder auch nur im diffusen *Sich-krank-fühlen*, manifestieren. Charakteristische Beispiele hierfür sind verschiedene Krebsarten. Die Sorge um sich, die bei jedem Menschen zu einer rechtzeitigen Aufnahme von Therapiemaßnahmen führen sollte, darf sich deshalb nicht auf ein besonnenes Ernstnehmen leiblicher Regungen beschränken, sondern sie muss um Vorsorgeuntersuchungen ergänzt werden. Vorsorgeuntersuchungen beziehen sich vornehmlich auf Krankheiten, die sich erst im leiblichen Spüren manifestieren, wenn es zu spät ist, oder umgekehrt formuliert, auf solche, für die es gute Heilungsmöglichkeiten gibt, wenn sie frühzeitig erkannt werden. Die wichtigsten Beispiele hierfür sind gegenwärtig Prostatakrebs bei Männern und Mammakarzinom bei Frauen. In diesen Fällen sind sogar gesetzliche und versicherungsrechtliche Regelungen eingeführt worden, um jedem Bürger und jeder Bürgerin entsprechende Vorsorgeuntersuchungen nahe zu legen bzw. zu ermöglichen. Leider werden die Möglichkeiten nur in ganz unzureichendem Maße wahrgenommen. Das liegt zum Teil sicher an einer allgemeinen Nachlässigkeit bzw. in der verbreiteten Grundeinstellung, dass die Sorge für sich im Beschaffen von Mitteln besteht. Es liegt aber auch an einer falschen Einstellung zu Gesundheit und Krankheit, nämlich der Einstellung, man sei so lange gesund, bis einen eine Krankheit erwischt. Demgegenüber müssen wir erneut betonen, dass Krankheit zum menschlichen Leben gehört und Gesundheit darin besteht, diese Tatsache zu bewältigen.

Vorsorgeuntersuchungen sind für den Menschen, der mit Krankheit als Grundzug des Lebens rechnet, selbstverständlich. Leider ist es auch hier schwer, das richtige Maß zu finden. Da diagnostische Methoden in der Regel einen Eingriff in den Organismus verlangen, und sei er auch noch so klein, bergen sie in sich das Risiko, selbst zu Krankheitsauslösern zu werden. Deshalb kann es keineswegs angehen, sich jährlich einem allgemeinen Gesundheits-Check zu unterziehen, so wie man etwa sein Auto jährlich zur Inspektion gibt. Im Grunde wäre hier auch eine Art Verpackungsbeilage notwendig. Doch leider kann man hier in der Regel seinen Arzt oder Apotheker nicht fragen, weil sie selbst in dieser Sache parteiisch sind. Jeder Arzt wird einem immer eine weitere Vorsorgeuntersuchung nahe legen. Man ist also darauf angewiesen, sich selbst ein Urteil zu bilden.

Der Umgang mit dem medizinischen System

Man könnte glauben, dass der Bereich der Therapeutik beim Patienten keine besonderen Kompetenzen voraussetzt. Ist dies nicht der Bereich, in dem er eigentlich Patient sein darf, d. h. der Leidende, der sich dem Therapeuten anvertraut? Allenfalls könnte man hier verlangen, was im Fachjargon *Compliance* heißt, nämlich das zuverlässige Mitmachen des Patienten, dass er seine Medikamente einnimmt und verordnete *Anwendungen* durchführt. Doch so einfach liegen die Dinge nicht, denn die Rolle des Patienten in der Therapie kann nicht einfach als vertrauensvolle Beziehung zu einem bestimmten Therapeuten gesehen werden, und diese Beziehung selbst kann nicht nach dem Modell der Beziehung zwischen der sorgenden Mutter und dem umsorgten Kind strukturiert sein. Das könnte zwar ein mögliches Ideal sein. Doch die Verhältnisse sind nicht so. Vielmehr ist unter den Bedingungen moderner Zivilisationen vom Patienten ganz Anderes verlangt, als sich bloß einem Therapeuten anzuvertrauen. Man hat, was von Patienten zu erwarten ist, in der Idee vom *mündigen Patienten* zusammengefasst. Diese Idee ist in gewissem Sinne paradox, weil sie von einem Menschen gerade in dem Zustand, in dem er als Leidender quasi nicht Herr seiner selbst ist, verlangt, dennoch den Status der autonomen Persönlichkeit zu wahren. Was als Gedanke paradox erscheint, kann im Konkreten zu einer fast unerträglichen Spannung werden. Es ist deshalb ratsam, einer Praxis zu folgen, die in außereuropäischen Ländern ziemlich gängig ist, nämlich dass sich der Patient nicht als isoliertes Individuum mit dem therapeutischen Bereich konfrontiert, sei das Arzt, Klinik etc., sondern begleitet von Familienangehörigen und Freunden.

Die Forderung, ein mündiger Patient zu sein, ist gleichwohl berechtigt, ja geradezu notwendig, und zwar liegt das an der tendenziell entmündigenden Wirkung des medizinischen Systems. Es ist interessant, zu lesen, dass bei Kant Aufklärung als Ausgang aus selbstverschuldeter Unmündigkeit nicht etwa als Emanzipation von der Bevormundung durch Kirche und Staat beschrieben wird, sondern als Unabhängigkeit von der Gängelung durch Experten. Die Beziehung zum Arzt ist eins seiner Beispiele. «Habe ich ... einen Arzt, der für mich die Diät beurteilt, ... so brauche ich mich ja nicht selbst zu bemühen.» (Kant 1783, 1964, S. 53) Auch heute muss man sagen, dass ein Kernstück der Idee vom mündigen Patienten darin besteht, sich nicht einfach den Anforderungen und Vorschlägen des medizinischen Experten zu überlassen, sondern sich selbst ein Urteil zu bilden und mitzuentscheiden. Das setzt nicht nur moralische Reife, Mut und Risikobereitschaft voraus, sondern auch ein gewisses Maß an medizinischen Kenntnissen. Es geht um mögliche Krankheitsverläufe, um Heilungschancen, um das Wissen von Alternativen, und es geht vor allem um die Einschätzung von *Risiken und Nebenwirkungen*. Nun kann man nicht gerade behaupten, dass unsere Medien zu wenig

Möglichkeiten böten, sich diese Kenntnisse anzueignen. Doch wer mag sich schon damit abgeben, zumal wenn er gesund ist oder sich gesund fühlt. Hier spielt wieder unsere Grundforderung eine Rolle, nämlich anzuerkennen, dass Krankheit zum Leben gehört. Insofern gehört zur kompetenten Lebensführung auch der Erwerb von Grundkenntnissen über Krankheiten, Therapien und Medikamente, über ihre Wirkungen und Nebenwirkungen.

Doch damit ist die Idee vom mündigen Patienten noch unzureichend bestimmt. Wir haben schon einmal darauf hingewiesen, dass es nicht nur um Kenntnisse und Entscheidungsfähigkeit gehen kann, sondern dass ebenso eine Vertrautheit mit sich Voraussetzung ist. Hier aber müssen wir etwas Anderes hinzufügen. Man ist ja als Patient nicht einfach der Verführung ausgesetzt, sich dem Urteil von Experten zu überlassen, man ist überhaupt nicht bloß mit einzelnen Therapeuten konfrontiert, sondern vielmehr mit dem medizinischen System im Ganzen. Es geht also bei der Idee vom mündigen Patienten nicht nur darum, dass der Patient in seiner Beziehung zum Arzt seine Autonomie wahrt, sondern darum, dass er gegenüber dem anonymen medizinischen System Orientierung gewinnt und handlungsfähig bleibt. Zu diesem System gehören die gesetzlichen Vorschriften, die Versicherungsgesellschaften, Krankenhäuser, Sanatorien, Rehabilitations-Anstalten, das System der verschiedenen therapeutischen Praxen – und schließlich steht am anderen Ende noch die Pharmaindustrie. All dies zusammen bildet ein gesellschaftliches Großsystem, vielfach vernetzt mit eigenen Gesetzen und eigener Dynamik. Es wäre deshalb eine Illusion, zu glauben, dass die Mündigkeit des Patienten allein darin bestehen könnte, dass er in einer personalen Beziehung zum Therapeuten seine Autonomie wahrt. Krank zu sein bedeutet vielmehr für den Einzelnen, in den Einzugsbereich des medizinischen Systems zu geraten und damit in die Gefahr, von ihm verschlungen zu werden. Man kann das leider an nicht wenigen Patientenkarrieren studieren, in denen eine Untersuchung die nächste verlangt, eine Therapie die nächste nötig macht und das Leben schließlich nach den Regeln des medizinischen Systems verläuft. Man kann es aber auch unmittelbar erfahren, etwa als Patient in einer Großklinik, in der man nicht etwa gepflegt wird, sondern als Patientengut verwaltet und verarbeitet wird. Hier auch nur ein Mindestmaß an Selbständigkeit zu bewahren, verlangt mehr als nur Urteils- und Entscheidungsfähigkeit. Es verlangt die Fähigkeit, mit dem System als solchem umzugehen und in ihm zu agieren.

Beginnen wir mit dem Ökonomischen. Kranksein ist teuer, sowohl für den Einzelnen als auch für die Gesellschaft. Dabei ist das medizinische System in Deutschland so eingerichtet, dass die Krankheit der Einzelnen von den *Vielen* mitgetragen wird. Der Grundgedanke der organisierten Solidarität entlastet den Einzelnen dabei nicht schlechthin, sondern verteilt die Lasten auf Viele und ebnet extreme Belastungen durch die Verteilung über die Zeit ein. Im Grunde verlangt bereits dieses System die Anerkennung unserer Grundthese, nämlich dass Krankheit generell zum Leben gehört, und müsste deshalb bei der Zahlung von Versicherungsbeiträgen zu einer ähnlichen Selbstverständlichkeit führen, wie sie bei Ausgaben für Lebensmittel vorhanden ist. Dass dies nicht dem allgemeinen Verständnis entspricht, ist zum Teil der Rede von der Kranken*versicherung* geschuldet. Teils ärgern sich die Menschen, die sich in guter Gesundheit befinden, über diese unnützen Ausgaben, teils verstehen sie sie als eine Versicherung *gegen* Krankheit. Demgegenüber muss betont werden: Krankenversicherungen schützen nicht vor Krankheiten, sondern nur vor der Ungleichmäßigkeit der Ausgaben für sie, und das – man darf es nicht verschweigen – geht mit erhöhten Kosten einher, nämlich wegen des notwendigen Verwaltungsaufwandes bei den Versicherungsgesellschaften. Für viele Menschen, die nicht pflichtversichert sind, stellt sich die Frage, wie sie mit diesem Teil des medizinischen Systems umgehen wollen. Man kann sich durchaus entschließen, einen Teil des ökonomischen Risikos von Krankheit selbst zu tragen, und man kann durch Auswahl zwischen unterschiedlichen Versicherungsangeboten die Versicherung zu einer Art von Wette machen, in der man das eigene Krankheitsrisiko gegen das der vielen anderen kalkuliert. Die Marktförmigkeit des Versicherungsangebots hat damit die Tendenz, den Solidaritätsgedanken auszuhöhlen. Das geschieht zusätzlich durch die Strategie der Versicherungsgesellschaften, das Versicherungsrisiko beim einzelnen Klienten durch eine möglichst genaue Anamnese zu spezifizieren – tendenziell bis hin zur Analyse seiner genetischen Veranlagungen. Schließlich wird der Gedanke der Solidarität unter dem Zwang der sogenannten Kostendämpfung auch von der Gesundheitspolitik torpediert. Durch eine wachsende Eigenbeteiligung und die Streichung von Behandlungen und Hilfsmitteln aus dem Leistungskatalog der Versicherungen wird das Krankheitsrisiko schrittweise wieder reprivatisiert. Wie man sich zu diesen Entwicklungen verhalten soll, ist nicht nur eine ethische, sondern auch eine politische Frage. Freilich ist die Einwirkungsmöglichkeit des Einzelnen auf das Gesundheitssystems hier sehr beschränkt. Die Gestaltung des Gesundheitssystems bleibt letztlich großen Verbänden überlassen.

Da das Gesundheitssystem ziemlich träge ist, findet sich der Einzelne in ihm wie in einer gegebenen Weltordnung vor und muss sich deshalb von seiner Lage in dieser Ordnung ein Bild machen. Er findet sich vor: das heißt, er ist immer schon in das Kategoriensystem von Kassen- und Privatpatient eingeordnet. Dieser Unterschied ist immer noch bedeutend. Zwar können Privatpatienten erheblich höhere Ausgaben für ihre Gesundheit bzw. Krankheit haben, doch erfahren sie auch in vielfacher Hinsicht eine bessere Behandlung. Zwar hat man versucht, hier keine Qualitätsunterschiede aufkommen zu lassen, doch wenn man etwa hört, dass in manchen Praxen 80 Prozent der Einnahmen von Privatpatienten stammen, die aber nur 20 Prozent ihrer Klientel ausmachen, dann muss man damit rechnen, dass ein Privatpatient freudiger begrüßt wird als ein Kassenpatient. Ferner werden viele alternative Heilmethoden von Privatversicherungen erstattet, von gesetzlichen Krankenkassen jedoch nicht. Letztere reduzieren unter dem Druck oder der Weisung durch die kostendämpfende staatliche Gesundheitspolitik zudem das Spektrum der Arzneien und Hilfsmittel und sogar der Rehabilitations-Maßnahmen, die vom Arzt verschrieben werden dürfen. Und schließlich gibt es für den einzelnen Kassenarzt Kontingentierungen, d. h. Grenzen für das, was er in einzelnen Bereichen innerhalb eines bestimmten Zeitraums verschreiben darf. Das führt dazu, dass Kranke immer mehr Cleverness und Durchsetzungsvermögen entwickeln müssen, um von den knapper werdenden Gütern, die das Gesundheitssystem bietet, einen gebührenden Teil zu erhalten. Was schon lange im Bereich der Bewilligung von Kuren der Fall war, wird allmählich zu einem Grundzug des Gesundheitssystems überhaupt, jedenfalls für den Sektor der Ersatzkassen: Die Versorgung der Kranken gerät zum administrierten Spiel von Antrag und Bewilligung.

Soweit zur ökonomischen Seite des Gesundheitssystems. Auch in anderer Weise erfährt der Patient die Systemförmigkeit dieses Bereiches bereits beim Eintritt. Der Patient mag noch mit von ihm mehr oder weniger bezeichenbaren Symptomen und Beschwerden zum Arzt kommen, doch er wird sogleich erfahren, dass er hier sein Unwohlsein nach medizinischen Kategorien stilisieren muss. Es geht ja bei der Diagnose nicht nur darum, dass der Arzt erkennt, was dem Patienten fehlt, sondern dass er es in vorgegebene Behandlungsschemata einordnen kann und vor allem dass er es nach den Kategorien der Versicherungssysteme abrechnen kann. Das kann im Extremfall soweit gehen, dass der Patient wegen eines anderen Leidens vom Arzt behandelt wird als dem, das ihn zum Arzt geführt hat. Daraus folgt, dass der Patient im Diagnoseverfahren einen Kampf um Anerkennung bestehen muss. Er muss seine Subjektivität gegenüber der Objektivität der vom Gesundheitssystem gesetzten Kategorien behaupten. Natürlich heißt sich in Behandlung zu begeben, sich zum Objekt zu machen, insbesondere dann, wenn der Rahmen der Behandlung durch die naturwissenschaftlich-technische Medizin gegeben ist. Aber das Leiden bleibt doch eine radikal subjektive Angelegenheit, und auch, woran und wie man leidet, ist hochgradig individuell.

Mit dieser Spannung zwischen Objekt- und Subjektsein umzugehen, muss man lernen. Das verlangt vor allem Sprachfähigkeit, verlangt aber auch Widerstandskraft. Für manche ist umgekehrt gefordert, sich loslassen zu können, denn bei einem rigiden Beharren auf Subjektivität wäre man auch nicht behandelbar. Doch dürfte diese Mahnung kaum vonnöten sein, denn für die meisten Menschen in unserer Zivilisation heißt bereits zum Arzt zu gehen, sich *abzugeben* wie ein Auto in der Werkstatt.

Die Erstellung der Diagnose ist in den seltensten Fällen das, was man sich traditionell darunter vorstellt, nämlich dass der Arzt aufgrund der Äußerungen des Patienten und ergänzend aufgrund seiner Untersuchung, der leiblich-sinnlichen Inspektion des Patienten, ein Urteil fällt. Die Diagnose besteht heute vielmehr im Wesentlichen darin, dass sich der Patient in ein Datenfeld verwandelt. Das beginnt mit der Blutdruckmessung und geht über die Erstellung des kleinen und großen Blutbildes, die Analyse des Urins und Stuhlganges, die Erstellung der sonographischen und der Röntgenbilder bis hin zur detaillierten Vermessung der inneren Organe, Knochen und Gewebestrukturen und zur Verfolgung von Kreislauf- und Stoffwechselprozessen. Die Ärzte haben sich im Laufe dieser technologischen Entwicklung von Menschenkennern zu Spezialisten der Analyse von graphischen Darstellungen entwickelt. Die Kunst bleibt anzuerkennen. Es ist wirklich eine Leistung, in dem Nebel von Sonographien und in den parametrisierten Zahlen und Spektren die charakteristischen Konturen von Normalität und Abweichung, von Funktion und Dysfunktion zu erkennen. Doch was bedeutet das alles für den Patienten? Die Zahlen und Graphen suggerieren dem Patienten wie dem Arzt Sicherheit der Erkenntnis, aber erzeugen beim Patienten wie beim Arzt auch das Bedürfnis nach noch größerer Sicherheit. Dieses Bedürfnis führt – verstärkt durch die Notwendigkeit, die medizinischen Geräte zu amortisieren – zu immer weiteren Untersuchungen, Tests und Messungen. Es ist fast so, als wollte man sich vom Urteil des Arztes ganz unabhängig machen. Und natürlich wird der Arzt versuchen, seine Diagnose soweit wie möglich von Momenten subjektiver Einschätzung zu befreien. Diese Tendenz, die ohnehin in der Wissenschaftlichkeit des Verfahrens liegt, wird noch erheblich durch die Gefahr verstärkt, dass Regressforderungen gegenüber dem Arzt bei Fehlern erhoben werden könnten. Eine Entwicklung, die in den USA bereits das gesamte Gesundheitssystem dominiert und sich in Deutschland, diesem Beispiel folgend, zumindest anbahnt.

Die Eskalation des Diagnoseverfahrens, die den Patienten auf Sicherheit hoffen lässt, bringt ihm aber im Ergebnis doch nur Wahrscheinlichkeiten. Zudem erkauft er jeden weiteren Schritt in Richtung auf Sicherheit bezüglich dessen, was ihm fehlt, mit neuen Gefährdungen. Denn die medizinisch-technischen Verfahren müssen fast durchweg als Eingriffe angesehen werden. Ist jede Blutabnahme schon mit dem Risiko eines Hämatoms verbunden oder kann unter Umständen sogar zu Thrombosen führen, so ist jede Röntgenaufnahme eine gefährliche Strahlenbelastung, jede Biopsie eine Organverletzung usw. Ein großer Teil der sogenannten iatrogenen Krankheiten sind Schäden durch Diagnoseeingriffe. (Spain, 1967) Und so mancher Patient ist schon im Gesundheits-Check gestorben, durch den er sich für die nähere Zukunft beruhigen wollte. Wie soll sich der Patient in dieser Situation verhalten? Er wird aus dem System und auch vom Arzt kaum Hinweise darüber erhalten, wann es mit den Untersuchungen genug ist. Im Gegenteil wird er mit Verwunderung feststellen, dass ihm der Arzt nach der kostspieligen Untersuchung mit einem Apparat nichts anderes sagt als vorher. Es bleibt ihm also nichts anderes übrig, als zu lernen, bewusst mit einem Rest von Ungewissheit zu leben und ein gewisses Risiko auf sich zu nehmen, das er nicht delegieren kann. Er muss lernen, dieses Risiko gegenüber dem Risiko weiterer Untersuchungen abzuwägen, und er muss sich in jedem Fall auch darin üben, nein sagen zu können.

Im gewissem Sinne ist es der Patient selbst, der die Kette von Diagnoseprozeduren zum Abschluss bringen muss. In der Regel wird er das zwar vom Arzt erwarten, und der Arzt wird dieser Erwartung auch entsprechen, obgleich seinem Erkenntnisstand nach immer noch Fragen offen bleiben. Doch mit oder ohne Hilfe des Arztes: Für den Patienten ist es notwendig, dass er sich irgendwann einmal als krank akzeptieren und seinem Kranksein auch einen Namen geben muss. Das ist gerade nach unseren Begriffen, nach denen Kranksein und Gesundsein sich nicht gegenseitig ausschließen, entscheidend. Anderenfalls würde nämlich ein Patient in seinem Willen, ein gesundes und normales Leben zu führen, versucht sein, sein Kranksein zu verleugnen – sich selbst wie auch den anderen gegenüber – oder in einem schwankenden Selbstbewusstsein zu verharren, einem Selbstbewusstsein, das nur lähmend sein kann. Daher ist es entscheidend, dass sich der Patient zu einem bestimmten Zeitpunkt definitiv als krank akzeptiert. Erst auf dieser Grundlage ergeben sich alternative Handlungsmöglichkeiten.

Wir wiederholen: Es ist selbstverständlich, dass man sich um Therapien kümmert, wenn Therapien nötig und möglich sind. Doch das ist keineswegs immer der Fall. Es gibt vor allem zwei Bereiche, in denen eine Therapie zu unterlassen ist oder die zu ergreifenden Maßnahmen nicht als therapeutische anzusehen sind. Zunächst zum ersten: Es ist in unserer Zivilisation, die weitgehend durch Handlungsorientierung und Zeitknappheit bestimmt ist, nahezu in Vergessenheit geraten, was man traditionell die Selbstheilungskräfte der Natur nannte. In Wahrheit gilt auch heute noch: *natura curat medicus iuvat*, sinngemäß: Wenn die Natur, d.h. der menschliche Organismus, nicht mitspielt, ist ärztliches Bemühen umsonst. Umgekehrt kann man bei vielen Krankheiten, wenn man nur die nötige Geduld hat, darauf vertrauen, dass der Organismus sie selbst bewältigt. In vielen Fällen ist ja sogar das, was man als Krankheit empfindet, geradezu die Form, in der der Organismus eine Irritation verarbeitet. Das ist der Grund, warum in manchen Fällen von fiebersenkenden Mitteln abzuraten ist. Wichtig ist das bei Kinderkrankheiten. Hier kann es ratsam sein, das Kind die Krankheit austragen zu lassen, da es dadurch wichtige Abwehrmechanismen aufbaut und – wie wir hinzufügen möchten – sich im Kranksein als einem normalen Lebensvollzug einübt. Leider haben jedoch viele Eltern heute weder die Geduld noch die Fähigkeit der Krankheitsbetreuung und folgen deshalb dem in unserer Kultur dominanten Impuls zur Aktion: Wenn Krankheit vorliegt, muss therapiert werden.

Der zweite Bereich, in dem Therapie nicht die adäquate Antwort auf Krankheit ist, wird von den chronischen Krankheiten, den konstitutionellen Schwächen und den unheilbaren Krankheiten gebildet. Er steht für unser Buch im Zentrum des Interesses, weil hier Krankheit als Randbedingung des Lebensvollzugs akzeptiert werden muss und nicht als vorübergehende Störung angesehen werden kann.

Das Bewusstsein von Krankheit, das der Patient im Diagnoseprozess erwerben muss, verlangt eine Orientierung in diesem Spektrum: Therapie oder die Krankheit austragen, Therapie oder mit der Krankheit leben. Auch hieraus ergibt sich ein Grundzug von Mündigkeit. Ein Patient ist nicht als mündig anzusehen, wenn er in jedem Fall und auf Dauer seine Erwartungen nur auf Therapiemaßnahmen konzentriert. Das Gesundheitssystem als solches wird ihn in diesen Erwartungen immer bestärken, und er wird in eine Spirale von Therapien geraten, aus der sich zu lösen schwer sein wird.

Wenn es nun um Therapien geht, ergeben sich für den mündigen Patienten die schwersten Entscheidungen. Natürlich wünscht sich jeder Mensch, dass ihm der Arzt sagt: Sie haben die Krankheit A und deshalb verordne ich Ihnen die Therapie B. Selbst wenn dieser Fall eintreten würde, müsste die Antwort des mündigen Patienten lauten: Und was wären die Alternativen? Tatsächlich aber besteht heute schon ein systematischer Zwang zur Mündigkeit, da der Arzt oder die Klinik den Patienten bereits von sich aus in die Entscheidung involviert – um nämlich dem Patienten einen Teil der Verantwortung für die einzugehenden Risiken der Therapie zuzuschieben, wenn nicht gar, um sich von Regressansprüchen freizuhalten. Letzteres wird insbesondere bei Eingriffen in Kliniken deutlich, vor denen es üblich ist, den Patienten eine ganze Reihe von Einverständniserklärungen unterschreiben zu lassen. Die an sich richtige Forderung des informierten Einverständnisses (*informed consense*) verkommt hier zu der Zumutung, *Kleingedrucktes* zu unterschreiben. Dass überhaupt Lesen nicht jedermanns Sache ist und auch der Lesewillige in der psychisch bedrängten Lage vor einer Operation kaum den Sinn dieser Texte erschließen kann, bleibt unberücksichtigt, ein wirklich informierendes Gespräch findet leider oft nicht statt. Ärzte werden nicht für solche Gespräche ausgebildet, sie scheuen sie und haben oft auch nicht die Zeit dafür. Das mag heute nicht mehr zu so menschenverachtenden Vertuschungs- und Verweigerungsstrukturen führen, wie wir sie in Solschenizyns Roman *Krebsstation* (1971) oder in Maxi Wanders Tagebuch (1981) finden, und doch betrachten manche Mediziner die Aufklärung des Patienten noch immer als ein Moment, das die Therapie eher stört. So schreibt uns eine unserer Partnerinnen, die sogar wegen mangelnder Aufklärung über Nebenfolgen vor Gericht eine Entschädigung erstritt:

«Trotz meiner Nachfragen wurde ich von den Ärzten über die Folgen der Chemotherapie nicht aufgeklärt. Man behandelte mich als unmündige Patientin.» (Mammakarzinom-Kranke, 43)

Eine wirkliche Entscheidung für die Therapie kann nur im Lichte von Alternativen getroffen werden, und sei es auch nur die Alternative der Nichttherapie. Dass auch der Verzicht auf eine Therapie, die im Prinzip möglich wäre, eine Alternative sein kann, haben vorbildliche Menschen wie Peter Noll (1999) demonstriert. Dieser Fall könnte dann gegeben sein, wenn die Therapie nur auf eine aufwendige und einschränkende Lebensverlängerung hinausläuft oder auf ein Leben, dessen Randbedingungen ganz und gar vom medizinischen System definiert werden. In der Regel aber muss jede Therapie im Spektrum alternativer Therapien beurteilt werden. Hier fällt dem Patienten die Last zu, sich selbst um solche Alternativen zu kümmern. Der Patient hat in der Regel mit Ärzten als Spezialisten eines Wissens zu tun, die sich nicht um andere Wissensformen kümmern und sie auch kaum beurteilen können. Das medizinische System, das gerade wegen seiner Diversifikation dem Patienten eine Chance gibt, ist zugleich wegen seiner Unübersichtlichkeit dafür verantwortlich, dass diese Chancen unklar oder gar verborgen bleiben. Es gibt wenige Ärzte, die persönlich oder in ihrer Praxis alternative Therapien anbieten. Die großen Alternativen zur westlichen naturwissenschaftlichen Medizin sind ostasiatische, insbesondere traditionell chinesische und ayurvedische Heilmethoden. Ferner gibt es die Wahl zwischen allopathischer und homöopathischer Medizin, akademischer Medizin und Heilpraktikerwesen, Erfahrungsmedizin und vielem mehr. Das gesellschaftliche Ansehen der entsprechenden Therapien ist sehr ungleich verteilt, ebenso die Möglichkeit, sich über sie zu informieren, und schließlich, was wohl am gravierendesten ist: Die Krankenkassen, insbesondere die gesetzlichen, sind nur in beschränktem Maße bereit, für die alternative Medizin aufzukommen. Das ist um so erstaunlicher als Alternativen zur westlichen, wissenschaftlichen Medizin häufig billiger sind, und erklärt sich wohl aus dem institutionellen Einfluss, den die Ärzteschaft bei den Kassen hat. In dieser Lage wird die Entscheidung für die alternativen Therapien häufig zu einer Glaubenssache.

Freilich muss man sich fragen, ob die Entscheidung eines Patienten überhaupt nur eine utilitaristische sein kann, d.h. auf einem rationalen Abwägen der Vor- und Nachteile, die mit den Therapien verbunden sind, beruhen kann. Denn die Entscheidung für oder gegen eine Therapie ist in der Regel eine ernste Entscheidung in dem Sinne, dass der Patient zugleich mitentscheidet, wie er leben will bzw. was er als menschliche Lebensweise ansieht. Solche Fragen stellen sich aber auch schon im Spektrum der von der naturwissenschaftlich-technischen Medizin angebotenen Möglichkeiten. Als Beispiel wäre die Alternative zu nennen, auf die Diagnose *Prostatakrebs* mit Hormontherapie oder Strahlentherapie oder mit der operativen Entfernung der Prostata zu reagieren. Es geht bei einer solchen Frage für den Patienten nicht nur um Vor- und Nachteile, sondern um die Artikulation einer Lebenshaltung. Das insbesondere, wenn man bedenkt, dass durch diese Therapien die männliche Potenz in der einen oder anderen Weise betroffen ist.

In Bezug auf alternative Therapien entscheidungsfähig zu werden, ist eine der wichtigsten Forderungen, die zur Entwicklung von Krankheitskompetenz zu erheben sind. Das ist keine leichte Aufgabe; es erfordert viel explizite Bemühung um Informationen und um Orientierung im Gesundheitssystem, es erfordert aber vor allem Mut und Risikobereitschaft. Denn obgleich die therapeutischen Alternativen sehr wohl zur Verfügung stehen, behauptet die naturwissenschaftlich-technische Medizin im System des Gesundheitswesens eine fast ausschließliche Dominanz. Das bedeutet: Obgleich gerade die Anwendungen von Therapien der naturwissenschaftlich-technischen Medizin mit hohen Risiken belastet ist, hat der Patient in der Regel den Eindruck, dass er ein besonderes Risiko zu tragen hat, wenn er sich gegen sie entscheidet.

Dass Therapie nicht eine Sache der personalen Beziehung zwischen Arzt und Patient ist, erfährt der Patient oft schockartig, wenn er sich in eine Klinik begeben muss. Eine Klinik reagiert auf einen Menschen, der in ihren Einzugsbereich gerät, überhaupt nicht primär als Patient, d. h. auf jemanden, der leidet und Hilfe braucht. Für eine Klinik ist man primär ein Verwaltungsobjekt. Bevor irgendetwas in Richtung Therapie oder Erste Hilfe geschieht, müssen die Personalien erhoben werden, muss die Frage der Zahlung der anfallenden Kosten geklärt werden, muss in vielen Fällen eine Vorauszahlung geleistet werden oder sogar eine Art Zugangsgebühr. Das alles braucht Zeit, die zudem noch dadurch verlängert wird, dass viele Kliniken zunächst einige medizinische Standarddaten erheben, d. h. Untersuchungen durchführen, die mit den aktuellen Leiden und Beschwerden, derentwegen der Patient in der Klinik erscheint, nichts zu tun haben. Das führt dazu, dass der Patient erst nach erheblicher Wartezeit, die sich unter Umständen bis zu Stunden dehnen kann, einen Arzt zu sehen bekommt. Wie verheerend diese Situation insbesondere für Unfallpatienten, für Kinder, für Schlaganfall- und Herzinfarktpatienten ist, wurde in der Öffentlichkeit immer wieder zum Thema, ohne dass Abhilfe geschaffen wurde. Das bedeutet für den Patienten, der sich aufgrund einer aktuellen Notlage in eine Klinik begibt, dass er sich auf einen Kampf einstellen muss. Man kann deshalb nur empfehlen, in Begleitung von Familienangehörigen oder Freunden zu erscheinen, wenn nicht gar – wir sagen das, um die Absurdität der Situation zu unterstreichen – in Begleitung eines Rechtsanwaltes.

Der Kampf um Aufmerksamkeit und hinreichende Betreuung ist aber mit der Aufnahme in die Klinik häufig noch gar nicht gewonnen, vielmehr beginnt er hier erst richtig. Der Patient, der hofft, nun, in der Hand von Experten, seiner Sorgen ledig zu sein, muß im Grunde beständig darauf achten, dass mit ihm etwas geschieht, womöglich noch, dass das Richtige geschieht. Unter Umständen kann das zu schweren Enttäuschungen bis hin zum Verdacht therapeutischer Unterlassungen und Fehler führen. Wir zitieren eine italienische Patientin, die an Darmentzündungen leidet und in einer Situation unklarer Diagnose in eine Kaskade von Operationen geriet:

> «Da jede Art von Krankheit und Leiden ein bitteres Gefühl zurücklässt, und zwar besonders dann, wenn einem keine angemessene ärztliche Hilfe zuteil wurde, so ist meine Erfahrung des Krankenhausaufenthalts in Deutschland nichts als eine riesige Enttäuschung.» (Colitis ulcerosa-Kranke, 38)

Dass die Ärzte selbst diese Situation beklagen, hilft wenig, denn sie sind, wenn es um die Klinik geht, auch nur funktionierende Teile eines Systems. Innerhalb dieses Systems versuchen sie ihre relative Unabhängigkeit zu bewahren, indem sie sich auf ihre eigentliche Kompetenz, nämlich das ärztliche Handeln, konzentrieren. Aber gerade dadurch stärken sie das System und reduzieren sich selbst auf eine Funktion. Für den Patienten bedeutet das, dass er auch innerhalb der Klinik Ärzte nur gelegentlich und zu bestimmten Verrichtungen und Zeiten zu Gesicht bekommt, und dabei muss man *Ärzte* tatsächlich im abstrakten Plural nennen, weil wegen des Schichtwechsels und wegen der für den Patienten in der Regel nicht durchschaubaren Hierarchie und Arbeitsteilung im Ärzteteam der Patient nie definitiv herausfindet, wessen Patient er eigentlich ist. Aber vielleicht ist das gegenüber der Klinik als medizinischem System ohnehin die falsche Erwartung. Der Patient wird sich deshalb in seinem Bedürfnis nach Pflege und menschlicher Teilnahme mehr an das Pflegepersonal halten. Im Ganzen ist die Lage hier etwas besser, und doch gilt auch hier, dass wegen der Personalknappheit, wegen des Schichtbetriebes und der Arbeitsteilung auch im Pflegebereich der

Patient es eher mit Funktionsträgern als mit Menschen zu tun hat.

Im Ganzen folgt daraus für den kranken Menschen, dass die Kliniksituation, die ihm und seiner Familie eigentlich ein hohes Maß an Entlastung bieten sollte, ihm im Gegenteil erhebliche Aufmerksamkeit abverlangt und ohne eine bewußte Anstrengung kaum zu bewältigen ist. *Grüne Damen* und Klinikseelsorge sind dabei kaum eine Hilfe, weil sie sich teils auf das Erledigen kleiner Wege, wie den Einkauf von Briefmarken und Illustrierten, beschränken, teils in verwaschener Form auf das traditionell Seelische, während es für den Kranken um das Bestehen einer für ihn durchaus ungewohnten Situation geht, nämlich dass er sich zur Bearbeitung in einem Betrieb abgegeben hat und gleichwohl durch sein Leiden auf höchst subjektive Weise von dem betroffen ist, was mit ihm geschieht.

Es lohnt sich, darüber nachzudenken, wie man sich in die Bewältigung einer solchen Situation einüben kann. Denn wenn man erst krank ist und leidend, geschwächt und von unbestimmten Ängsten heimgesucht in die Klinik eingeliefert wird, ist es dafür zu spät. Wir denken etwa an das bewusste Durchleben der Situation eines Flugreisenden. Auch hier wird man ja gezwungen, sich wie ein Gepäckstück zu verhalten, das von Förderband zu Förderband weitertransportiert wird. Auch hier hat man ja mit Menschen, nämlich dem Servicepersonal, nur als Funktionsträgern zu tun. Hier und in ähnlichen Situationen, an denen die technische Zivilisation reich ist, lohnt es sich, wenigstens zu versuchen, einmal als Person zu agieren und seine Subjektivität zur Geltung zu bringen. Dann könnte man ein wenig vorbereitet sein auf das, was einen erwartet, wenn es wirklich ernst wird: wenn man als Kranker in die Maschinerie einer Klinik gerät. Ein leuchtendes Beispiel dafür ist der Held von Solschenizyns Roman *Krebsstation* (1971). Freilich ist er als Verbannter durch die Bedingungen des Lagerlebens vorher bereits eingeübt in die Kunst, unter den Bedingungen eines totalitären Systems auf Subjektivität zu bestehen.

Das alles veranlasst uns zu einem Plädoyer für den Hausarzt. Wir verstehen darunter einen Allgemeinmediziner, der mit einer Familie durch ständigen Kontakt verbunden ist und auf diese Weise über die Stärken und Schwächen jedes einzelnen Mitgliedes, über die jeweiligen Krankengeschichten und über die Familienkonstellation informiert ist. Wir sind uns darüber im Klaren, dass wir damit nostalgisch eine Idealfigur im Auge haben. Tatsächlich wird der Allgemeinmediziner, der für jedermann im Krankheitsfalle die erste Anlaufstelle ist oder, gezwungen durch restriktive Regelungen der Gesundheitspolitik, sein muss, doch nur sehr beschränkte Einblicke in die Situation seiner Patienten gewinnen. Das liegt hauptsächlich an der außerordentlichen Zeitknappheit; ein Patientengespräch dauert durchschnittlich zehn Minuten. Es liegt ferner daran, dass der Patient im konkreten Krankheitsfall sehr schnell an den Spezialisten überwiesen wird oder aber, wenn er kann und darf, auch unabhängig vom Hausarzt Spezialisten aufsucht. Und es liegt schließlich daran, dass es Hausbesuche fast gar nicht mehr gibt. Es waren nämlich die Hausbesuche, die dem Arzt früher die Möglichkeit boten, sich ein einigermaßen vollständiges Bild von der Lage seiner Patienten und von ihrer Lebensweise zu machen. Nicht selten wurde ein solcher Hausarzt auch Freund der Familie. Das alles ist nicht mehr so und kann in einem Gesundheitssystem, das unter der Notwendigkeit der Kostendämpfung gleichzeitig spezialisierte Höchstleistungen bieten soll, nicht so sein. Gleichwohl hindert den einzelnen Patienten nichts, sich um den Aufbau einer persönlichen und vertrauensvollen Beziehung zu einem Arzt zu bemühen. Die Notwendigkeit dazu folgt aus unserer Grundthese, dass Krankheit nicht nur eine vorübergehende Störung im normalen Lebensvollzug ist, sondern ein Element, das grundsätzlich zum Leben gehört. Dieser vertraute Arzt wäre für jeden Menschen ein Helfer bei der außerordentlich schweren Aufgabe, sich im Gesundheitssystem zu behaupten und vernünftige Entscheidungen zu treffen.

Wir haben gesagt, dass jede Entscheidung für eine Therapie nur im Lichte der Alternativen vernünftig sein kann. Die außerordentliche Komplexität des Organismus und der möglichen Krankheitsverläufe auf der einen Seite und der Therapiemöglichkeiten und insbesondere der pharmakologischen Möglichkeiten auf der anderen Seite schließen es praktisch aus, dass es auf eine bestimmte Situation von Krankheit eine eindeutige therapeutische Antwort gibt. Gleichwohl erzeugen die Ärzte in der Regel den Schein, als sei das der Fall, und sie entsprechen damit – man muss es leider zugeben – den durchschnittlichen Erwartungen der Patienten: Diese möchten, dass ihnen geholfen wird, und sie möchten nicht, dass sie schwierige Entscheidungen treffen müssen.

Spätestens aber zu Hause, wenn sie die Beipackzettel der verordneten Medikamente lesen, werden ihnen Zweifel kommen. Freilich: *wenn* sie lesen, und Lesen, zumal von Kleingedrucktem, ist nicht jedermanns Sache. Der mündige Patient jedenfalls wird den Beipackzettel lesen, und dabei wird er nun mit einer erschreckenden Liste von möglichen Nebenwirkungen konfrontiert. Diese Liste ist nicht wirklich zur Information von Patienten gedacht und ist – um das nebenbei zu sagen – vor allem wegen der Häufung von Fachwörtern schwer zu verstehen, sondern sie dient den Pharmaunternehmen dazu, sich gegen Regressansprüche abzusichern. Die möglichen Nebenwirkungen werden häufig mit Ausdrücken wie *selten*, *sehr selten* und so weiter in unbestimmter Weise quantitativ gewichtet, was dem Patienten aber wenig nützt, weil für ihn letzten Endes nicht die relative Häufigkeit von Nebenwirkungen interessant ist, sondern ob es ihn erwischen wird oder nicht. Die nötige Coolness in dieser Lage wird allenfalls der professionelle Statistiker aufbringen. Hinzu kommt, dass die Angabe möglicher Nebenwirkungen auf andere Randbedingungen, nämlich spezifische Empfindlichkeiten des Kranken wie allergische Reaktionen, die Wechselwirkung mit anderen Medikamenten, die Krankenbiographie des Patienten und aktuell seine Konstitution betreffende Faktoren Bezug nimmt. Das sind Randbedingungen, die der Kranke in der Regel nicht überschaut und die bei der Verordnung des Medikaments auch nicht zur Sprache gekommen sind. Der Patient gewinnt deshalb häufig den Eindruck, dass der Arzt, der ihm das Medikament verordnet hat, den Beipackzettel überhaupt nicht kennt. Hätte er ihm sonst nicht diese oder jene Frage stellen müssen? Es kann sein, dass die Vermutung des Patienten sogar zutrifft. Wie und wann sollten sich die ohnehin überlasteten Ärzte über die schier unübersehbare Fülle von Medikamenten und ihre Nebenwirkungen informieren? Die angemessene Konsequenz für den Patienten wäre nun, mit dem Beipackzettel in der Hand den Arzt erneut aufzusuchen. Dazu wird es in der Regel kaum kommen. So wird der Patient entweder das Medikament in den Müll werfen oder aber es mit höchst ambivalenten Gefühlen schlucken. Die Empfehlung in dieser Situation kann wirklich nicht sein: *Augen zu und durch*, sondern erneut die Aufforderung, zu fragen: Was sind die Alternativen?

Die Alternativen sind leider in der Regel nicht an ein und demselben Ort, von ein und derselben Person zu erfahren. Das führt zu der Notwendigkeit, dass man, will man ein mündiger Patient sein, sie selbst aufspüren muss, und dass man es auf sich nehmen muss, gegebenenfalls den eigenen Arzt von sich aus mit solchen Alternativen zu konfrontieren. Ideal wäre natürlich eine Situation, in der ein Arzt sowohl klassische Schulmedizin als auch Alternativmedizin, sowohl Allopathie als auch Homöopathie kennt und verwendet. Oder es müssten in einer Gemeinschaftspraxis Therapeuten verschiedener Richtungen zusammenarbeiten, also etwa Vertreter westlicher Schulmedizin und traditioneller chinesischer Medizin, wie es beispielsweise in Australien praktiziert wird. Der einzelne Patient kann an diesem Angebot nicht viel ändern, aber er kann die Entwicklungsrichtung mitbestimmen, indem er Ärzte bzw. Praxen mit einer solchen mehrdimensionalen Ausrichtung aufsucht. Auch das medizinische System ist letztlich marktwirtschaftlich organisiert, so dass das Kundenverhalten, also hier das Verhalten des Patienten, langfristig das Angebot mitbestimmt.

Zum Schluss dieses Kapitels noch eine grundsätzliche Bemerkung: Der Begriff der Therapie – oder besser: das gängige Verständnis von Therapie – impliziert die Vorstellung von einem Patienten, der leidet und deshalb behandelt wird. Diese Vorstellung weist dem Patienten eine passive Rolle zu. Er unterzieht sich einer Behandlung, er ist das Objekt therapeutischer Maßnahmen. Unter der Maxime *mit der Krankheit leben* kann diese Vorstellung jedoch nicht akzeptiert werden. Wenn Krankheit zum Leben gehört, dann muss sie in den Lebensentwurf und das aktive Verhalten des Menschen integriert werden. Das beginnt bereits bei der Therapie, d.h. in einer Situation, in der das Verhalten noch wesentlich durch die Perspektive möglicher Heilung bestimmt ist. Der mündige Patient muss sich deshalb nicht nur fragen, wie er die nötigen Informationen bekommt, wie er über das therapeutische Vorgehen mitbestimmen kann und wie er überhaupt gegenüber dem medizinischen System standhalten kann, sondern auch, wie er durch sein eigenes Verhalten zur Therapie beitragen kann. In diesem Sinne kann man geradezu zwischen aktiven und passiven Therapieformen unterscheiden. Die passiven Therapieformen sind die, bei denen sich der Patient den Maßnahmen von Arzt, Pflegepersonal und Klinik unterwirft, die aktiven diejenigen, die der Patient selbst ergreifen kann, um die Heilung voranzutreiben. Man muss leider feststellen, dass letztere wegen der Struktur des medizinischen Systems und der herrschenden Auffassung von Krankheit und Gesundheit weitgehend vernachlässigt werden.

Wir betreten mit dem Konzept der aktiven Therapien den Bereich der therapeutischen Übungen, der Ernährung und allgemeiner der Lebensführung. Der Fall von akuter Krankheit und insbesondere die Anerkennung der Tatsache, dass man eine chronische Krankheit hat, sollte generell als Aufforderung *du musst dein Leben ändern* verstanden werden. Gymnastische Übungen, ausreichende Bewegung, vom Schwimmen, Radfahren, Spazierengehen bis zum Joggen, die Zusammenstellung der Ernährung, insbesondere das Verhalten zu Genussmitteln, schließlich die Gestaltung des Tagesrhythmus, d.h. das Verhältnis von Wachen, Arbeit und Muße, die Verteilung der Mahlzeiten über den Tag können von erheblicher therapeutischer Bedeutung sein. Die Bereitschaft des Kranken, sich hier auf Änderungen einzustellen, kann die Notwendigkeit des Einsatzes von Medikamenten minimieren. Es ist genau diese Stelle, an der sich Prophylaxe und Therapie mit Bewältigungsstrategien bei chronischen Krankheiten überschneiden. Es ist die Bereitschaft, sein Leben zu ändern, mit der ein Patient zeigt, ob er begriffen hat, dass Krankheit zum Leben gehört und nicht bloß eine Störung des normalen Lebens ist.

3. Diätetik

Der Ausdruck Diätetik bezeichnet seit dem Altertum neben der Diagnostik und der Therapeutik die dritte Sparte der Medizin. Diese Einteilung ist als Einteilung ärztlichen Handelns zu verstehen. Danach stellt der Arzt bei dem Patienten eine Diagnose, ergreift Maßnahmen zur Therapie und gibt Anweisungen zur Lebensführung. Diese beziehen sich einerseits auf die Prophylaxe: das Leben so zu führen, dass man gesund bleibt. Ferner gibt der Arzt im Rahmen der Therapie Anweisungen, wie der Patient durch seine Lebensführung dazu beitragen kann, dass er wieder gesund wird. Wenn wir hier den Ausdruck *Diätetik* verwenden, dann nicht als Rubrik ärztlichen Handelns, sondern als Rubrik des Verhaltens des Patienten. Ferner sehen wir die Bedeutung der Diätetik in dieser Perspektive vor allem dort, wo es weder um Prophylaxe noch um Therapie geht, sondern um die Bewältigung von Krankheit, insofern der Patient gezwungen ist, sie als Element seines Lebens hinzunehmen. Wenn wir im Folgenden teils auf der Basis von Äußerungen Betroffener, teils auf der Basis von theoretischen, d.h. hier insbesondere anthropologischen, Überlegungen reden, so dürfte es außerordentlich schwer sein, in die Fülle unterschiedlicher Situationen von Betroffenheit und Krankheitstypen eine Ordnung zu bringen. Eine Hauptdifferenz scheint darin zu bestehen, dass entweder die Krankheit beständig spürbar ist – sei es nun durch Schmerz oder durch Einschränkungen der Lebensmöglichkeiten – oder wie ein unsichtbarer Feind in dem Kranken anwesend ist und ihr Wesen treibt und gerade deshalb eine ständige, bewusste Zuwendung verlangt. Wir werden aber diese Einteilung im Folgenden nicht als Einteilung unserer Darstellung wählen, sondern sie vielmehr unter dem Gesichtspunkt ordnen, was in der Perspektive des Patienten in der Krankheitsbewältigung geleistet werden muss.

Krankheit als Teil der Biographie

Obgleich wir theoretisch darauf bestehen müssen, dass Krankheit zum menschlichen Leben gehört, sieht doch für den einzelnen Betroffenen die Sache anders aus. War aus der kindlichen Perspektive heraus Krankheit manchmal auch als eine Art Urlaub vom normalen Leben erfahren worden – man muss nicht zur Schule gehen, man darf sich noch einmal umsorgen lassen wie ein Säugling –, so bricht Krankheit irgendwann einmal als Ernstfall ein: Der Betroffene muss von nun an Krankheit als Teil seines Selbst, als ständigen Begleiter, als Element seiner Biographie betrachten. Praktisch jeder Mensch wird irgendwann einmal in diesem Sinne initiiert, über das Leben *belehrt*. Diese Tatsache, die sich aus den Gesundheitsstatistiken belegen lässt, ist gleichwohl kein Bestandteil des öffentlichen Bewusstseins. Das liegt zum Teil an dem von uns beschriebenen falschen Bewusstsein bezüglich des Verhältnisses von Krankheit und Gesundheit, teils an den Bewältigungsstrategien der Patienten selbst, durch die die Tatsache, dass sie krank sind, in der Unauffälligkeit gehalten wird. Zu diesen Bewältigungsstrategien zählt natürlich auch die schlichte Verleugnung. Wir plädieren hier für solche Formen der Bewältigung, die auf der bewussten Anerkennung des Krankseins beruhen.

Dieses Erwachsenwerden, dieser Einbruch im Bewusstsein, dass es nun ernst mit dem Leben ist, kann in verschiedener Weise erfahren werden und zu unterschiedlichen Reaktionen führen. Das hängt natürlich auch von der Schwere der Krankheit ab und den damit verbundenen Beeinträchtigungen. Aber schon eine in den meisten Fällen leichte und mit wenigen Einschränkungen verbundene Krankheit wie Schuppenflechte (Psoriasis) bedeutet, dass man eine Krankheit als feste Randbedingung der eigenen Biographie akzeptieren muss. Man weiß, dass man auf Dauer an einen Arzt als *Lebensbegleiter* gebunden ist, und man kategorisiert sich aufgrund dieser Diagnose als ein bestimmter Typ Mensch. Charakteristisch ist die Äußerung eines Betroffenen, in der er sich über den Mangel, den er mit dieser Krankheit zu akzeptieren hat, hinweg tröstet, indem er sich vermeintliche Vorteile dieses Typus ausmalt:

> «Ich habe mich nicht sehr beunruhigt. Man sagte mir, die Krankheit sei erblich, aber im wesentlichen nur auf Männer übertragbar, und man tröstete mich mit dem Hinweis, bei Kranken dieser Art gebe es weniger Krebs.» (Psoriasis-Kranker, 65)

Es sei nebenher bemerkt, was aus diesem Fall für unsere oben aufgestellte Forderung, sich einen Arzt als Vertrauten zu suchen, folgt: Dieser Arzt als Lebensbegleiter braucht keineswegs ein Arzt für Allgemeinmedizin zu sein, weil ein Patient mit einer chronischen Krankheit gegebenenfalls auf Dauer mit einem Spezialisten zu tun hat.

Die Krankheit als Randbedingung der eigenen Biographie zu sehen wird in solchen Fällen besonders deutlich, wo sie eine dauernde Einschränkung bedeutet oder sogar durch ihren Verlauf die Biographie strukturiert. Für das erstere möchten wir die Erfahrungen eines Patienten mit chronischen Rückenproblemen nennen, die ihn auf Dauer mit Bandscheibenvorfall und entsprechenden Ausfallzeiten bedrohen. Abgesehen davon, dass dieser Patient biographisch gar nicht mehr die Wahl zwischen körperlicher und geistiger Arbeit hat, muss er, auch wenn er sein Leben als Intellektueller entwirft, ein dauerndes Bewusstsein für seinen Körper entwickeln. Hören wir ihn selbst:

«Mein Körper hat sich ins Bewusstsein gebracht und zwingt mich, ihn mitzudenken. Das war früher anders: Wenn mir etwas weh tat oder ich krank wurde, dann war das eine Störung dessen, was ich bin, nämlich ein gesunder Mensch. Der Körper war so etwas wie das *Andere*, das mir in meinem Selbstverständnis eher gegenübersteht als zu mir gehört. Die Rückenschmerzen zwingen mich, meinen Körper mitzudenken. Entweder ganz banal, nämlich wie ich mich bücke oder etwas Schweres aufhebe, aber auch im übertragenen Sinn, z. B. wie ich Arbeit begreife, wie ich mit Stress und Krisen umgehe, was Entspannung bedeutet usw. Denn mein Rücken meldet mir, wenn ich mir selbst gegenüber unaufmerksam geworden bin.» (Patient mit chronischen Rückenschmerzen, Lumbago, ca. 35)

Das wäre also ein Beispiel von Krankheit als Randbedingung des Lebens. Am anderen Ende des Spektrums biographischer Bedeutung von Krankheit liegt die Möglichkeit, dass die Krankheit geradezu den Lauf der Biographie strukturiert. In vielen Fällen muss der Kranke seine Krankheit, auch wenn sie schon sehr früh auftritt, als einen schrittweisen Abbau betrachten. Extrem hat einer unserer Interviewpartner dieses durch den philosophischen Satz *Leben heißt Sterben* artikuliert. Wir möchten gerne die Härte dieser Einsicht ausgleichen, indem wir ihr den Satz von Hannah Arendt entgegensetzen *Leben heißt: geboren werden.* Mit dieser Formulierung ist gemeint, das der Mensch auch im hohen Alter noch auf sich selbst überraschend zukommt und sich entfaltet. Doch auch wenn dadurch ein gewisses Gleichgewicht hergestellt sein mag, darf man nicht die Augen davor verschließen, dass vielen Kranken ihre Krankheit einen Schritt zum Tode bedeutet und dass sie gegebenenfalls in ihrem Verlauf wirklich als ein Weg in den Tod verstanden werden muss. So kann ein Patient die Einschränkungen, die mit seiner Krankheit verbunden sind, als Einschränkungen akzeptieren, die sich mit dem Alter ohnehin ergeben würden. Er versöhnt sich quasi mit dem biographischen Einschnitt, den für ihn die Krankheit bedeutet, indem er ihn als Stufe des Älterwerdens begreift.

> «Die Endlichkeit des Lebens wurde mir deutlich. Es gab und gibt Dinge, die im Leben zu einem Abschluss kommen, von denen man sich verabschieden muss. Für mich war das in diesem Falle die Sexualität.» (Prostatakrebs-Kranker, 65)

Schwieriger ist die Situation für Kranke, die damit leben müssen, dass Krankheitsschübe, die heimtückisch und unvorhersehbar auftreten können, fortschreitend ihre Lebensmöglichkeiten einschränken. Das ist der Fall bei Kranken mit Multipler Sklerose.

Zwischen diesen beiden Möglichkeiten – Krankheit als Randbedingung der Biographie und Krankheit als strukturierende Perspektive der Biographie – steht die Krankheitserfahrung, die durch periodisches Auftreten der Krankheit bedingt ist. Hier ist beispielsweise an Migränepatienten und Patienten mit allergischem Asthma zu denken. Beide haben mit Ausfallzeiten, geradezu Löchern in ihrem Leben zu rechnen. Das ist auf jeden Fall eine gravierende Randbedingung des Lebens und kann das Spektrum der möglichen Berufe einschränken. Für die Betroffenen bedeutet es aber vor allem, dass sie periodisch quasi aus ihrem selbstgestalteten Leben herausgeworfen und gerade dadurch um so mehr auf sich zurückgeworfen werden. Der Mangel an aktiver Teilnahme am Leben und der erzwungene Verzicht auf Kommunikation bringt diese Patienten häufig in die Situation der Einsamkeit. Eine Migräne-Patientin beschreibt das so:

> «Vieles war einfach anders als bei anderen Leuten durch die Migräne. Ich bin früher gern ins Theater oder die Oper gegangen, aber das löste jedes Mal einen Anfall aus, und deshalb habe ich dann den Spaß daran verloren. Ähnlich war es mit Urlaub. Als wir endlich genug Geld hatten, um Urlaub machen zu können,

musste ich feststellen, dass es kein Vergnügen war. Denn ich hatte eher noch häufiger Migräne und war dabei noch in fremder Umgebung.» (Migräne-Patientin, 74)

Vielleicht ist die Situation wirklich nur mit Hilfe der anderen zu bewältigen, und wir werden deshalb in einem späteren Kapitel darauf zurückkommen. Dass manche Krankheiten durch periodische Ausfallzeiten charakterisiert sind, bedeutet aber nicht, dass man sie in jedem Fall so über sich ergehen lassen muss. Viele Kranke entwickeln ein Gespür für Anzeichen eines kommenden Schubs, so dass sie rechtzeitig Maßnahmen, wenn nicht zum Abfangen des Krankheitsschubes, so doch zu einer Milderung, ergreifen können.

Auch diese Form der Bewältigung besteht nicht bloß darin, sich flach zu machen, wenn der Sturm kommt. In jedem Fall verlangen Krankheiten, die mit solchen Ausfallzeiten verbunden sind, von den betroffenen Menschen die sehr schwierige Leistung, damit fertig zu werden, dass das Leben in bestimmten Zeiten ohne sie weiter geht. Natürlich hat man Gelegenheit, sich in harmloseren Fällen in die entsprechenden Haltungen einzuüben. Man denke nur daran, dass ein betriebliches Geschehen weitergeht, auch wenn man im Urlaub ist. Es ist bekannt, wie schwer es manchen Menschen fällt, das hinzunehmen.

Das Thema der Ausfallzeiten, in denen Patienten damit fertig werden müssen, dass sie periodisch im Spiel des Lebens nicht dabei sind, führt uns zu jenen Konstellationen, in denen Kranke auf Dauer eine Beschädigung ihres Selbstbildes oder sogar eine Einschränkung ihrer Autonomie verarbeiten müssen. Dieses Problem stellt sich für viele Kranke bereits dort, wo sie sich in ihrem Aussehen beschädigt fühlen, d.h., einen Bruch zwischen ihrer Erscheinung und ihrer Person erfahren. Man muss davon ausgehen, dass jeder Mensch, wie immer die Umwelt ihn beurteilen mag, in seine leibliche Erscheinungsweise gleichsam hineinwächst, so dass eine zwanglose Identifikation mit dem eigenen Aussehen stattfindet. Sicher, das mag mehr oder weniger gut gelingen; davon zu unterscheiden ist jedoch grundsätzlich die Situation, in der ein Mensch durch einen Unfall oder eine Operation in seinem Aussehen beschädigt ist. Er wird das als Schädigung seiner leiblichen Integrität empfinden. So berichtet uns eine unserer Partnerinnen, die seit ihrer Jungend durch die Folgen einer spinalen Kinderlähmung behindert ist, dass sie zwar mit zunehmender Gehfähigkeit ein auskömmliches Verhältnis zu ihrem Körper gefunden habe und doch nicht die zwanglose Identifikation mit ihrer Erscheinung wiederherstellen konnte:

> «Trotzdem weiche ich bis heute jeder Begegnung mit meinem Spiegelbild in Bewegung, etwa beim Zugehen auf ein Schaufenster, aus!» (w., 69)

Es wäre zu erwarten, dass für Frauen der Verlust der Brüste durch eine Operation bei Mammakarzinom eine schwere Kränkung des Selbstbewusstseins darstellt. Doch die Zeugnisse, die wir haben, zeigen, dass es ihnen gelingt, diesen Verlust relativ gut zu verarbeiten. Häufig sind es eher die Reaktionen der anderen, die den Verlust erst eigentlich zu einem solchen machen. So schreibt uns eine Patientin, die in Folge ihrer Operation von ihrem Mann verlassen wurde, dass die Amputation für sie ein *handicap* sei, «dem ich mich aber mit Selbstbewusstsein stelle», doch:

> «Aufgrund der Erfahrung, wie ich meinen Mann verloren habe, erscheint es mir schwierig, einen neuen zu finden.»(Mammakarzinom-Patientin, 43)

Aus ähnlicher Besorgnis schrieb Maxi Wander in ihrem Tagebuch:

> «Mir macht es nicht viel aus, ob ich körperlich verfalle. Aber wird es meinem Mann egal sein? Die Augen der Männer sind auf Äußerlichkeiten fixiert.» (S. 56)

In diesen Sätzen wird die körperliche Versehrtheit in die allgemeine Hinfälligkeit des Menschen und den unausweichlichen Alterungsprozess eingeordnet. So wird sie als ein Abschied erfahren und mit Trauer getragen, führt aber nicht zu einer Beschädigung des Selbstbewusstseins. Verwandtes lesen wir bei Anette Rexrodt von Fircks:

> «Dass ich keine Brüste mehr habe, macht mich nicht unglücklich. Ich vermisse sie manchmal und bin dann auch traurig, denn ich hatte sie gern gehabt.» (S. 112)

Schließlich müssen wir an solche Beschädigungen der Integrität denken, bei denen der Patient durch die Krankheit selbst oder durch die Krankheitsfolgen auf Dauer auf die Hilfe anderer angewiesen ist. Diese Situation ist insbesondere in solchen Kulturen dramatisch, in denen wie in der unseren die Selbstständigkeit der Person den höchsten Wert darstellt. Das Ziel von Rehabilitationsmaßnahmen ist daher in der Regel, den Kranken wieder zu einem selbstbestimmten und autarken Leben zurückzuführen. Wenn wir berücksichtigen, dass viele Krankheiten und Krankheitsfolgen – man denke beispielsweise an Lähmungserscheinungen – das nicht zulassen, dann ist hier ein grundsätzliches Nachdenken notwendig. Es geht weder an, dass ein Mensch, der auf Dauer auf die Hilfe anderer angewiesen ist, sich als minderwertiges Mitglied der Gesellschaft betrachten muss, noch dass er von anderen so behandelt wird. Eine Hilfe könnte die Überlegung sein, dass wir alle gewohnt sind, Kindern den Status der Nicht-Autarkie und Unselbstständigkeit zuzubilligen, ohne dabei die Achtung, die wir ihnen als Menschen entgegenbringen, einzuschränken. Freilich ist das ein ambivalenter Hinweis, denn Kindern wird dieser Status nur vorrübergehend eingeräumt, immer unter der Perspektive, dass sie erwachsen werden müssen, immer unter dem Druck, irgendwann selbstständig zu werden. Auch wäre den Patienten wohl wenig geholfen, wenn man sie daran erinnerte, dass sie als Kinder schon Abhängigkeit erfahren haben, ohne sie als Diskriminierung zu empfinden. Doch von diesem Vergleich aus lässt sich immerhin die Frage stellen, ob wirklich Selbstständigkeit und Autarkie die Werte sind, an die die Würde eines Menschen und die Achtung, die man ihm entgegenbringt, zu binden sind. Jedenfalls können wir sagen, dass die Bewältigung von Krankheit auf Seiten des Kranken wie auf Seiten des ihm Nahestehenden genau in der Bearbeitung dieses Problems bestehen muss. Man kann das auch so formulieren: Nicht Autonomie, sondern Souveränität ist das angemessene Persönlichkeitsideal, wenn man damit rechnet, dass Krankheit unausweichlich zum Leben gehört. Ein Mensch ist souverän, wenn er mit sich etwas geschehen lassen und Abhängigkeiten hinnehmen kann.

Die Objektivierung der Krankheit als Strategie ihrer Bewältigung

Obgleich man gerade als chronisch Kranker akzeptieren muss, dass die Krankheit nun einmal biographisch zu einem gehört, könnte es doch eine vernünftige Strategie sein, die Tatsache des Krankseins auf Distanz zu halten. Es ist eben doch ein Unterschied, ob man sich als kranken Menschen versteht oder als jemanden, für den Krankheit eine Bedingung ist, die er in seinem Lebensvollzug berücksichtigen muss. Wir haben in unseren Befragungen von Kranken immer wieder eine Haltung angetroffenen, in der zwar die Krankheit nicht geleugnet wird, ihr aber gleichwohl verwehrt wird, das Leben zu dominieren und alle Aufmerksamkeit auf sich zu ziehen. Charakteristisch ist hier eine Haltung, die wir als Krankheitsmanagement bezeichnen wollen. Der Kranke rückt darin ein Stück weit von seiner

Krankheit ab, berücksichtigt sie aber in seinem Tageslauf, seiner Zukunftsplanung und seinem Budget ebenso wie er etwa die Ausbildung seiner Kinder oder die Hypothek seines Hauses berücksichtigen muss. So antwortete beispielsweise ein Krebskranker auf unsere Frage, wie er die Krankheit von seinem Selbstverständnis fernhalte:

> «Will ich das? Ich lebe mit meiner Krankheit, ich beobachte sie und will sie kontrollieren.» (Darmkrebs-Kranker, 64)

Ein anderer antwortete auf unsere Frage nach Bewältigungsstrategien:

> «Die mir von mir selber gestellten Aufgaben meines Lebens versuche ich in gewisser Weise in der mir verbleibenden Zeit zum Abschluss zu bringen.» (Prostatakrebs-Kranker, 69)

In beiden Fällen artikuliert sich also eine traditionell als männlich oder sachlich bezeichnete Einstellung.

Eine damit verwandte Strategie ist Krankheitsbewältigung durch Arbeit. Merkwürdigerweise gilt ja auch noch in unserer Gesellschaft, die sich als Arbeitsgesellschaft versteht und in der Erwerbsarbeit bereits zu einem knappen Gut geworden ist, Arbeit in der Regel als etwas Lästiges, als etwas, das zum Reich der Notwendigkeit, nicht zum Reich der Freiheit gehört. Unter psychodynamischen Gesichtspunkten muss man das als falsches Bewusstsein ansehen. Arbeit hat für die meisten Menschen eine unschätzbar stabilisierende Funktion. Die Notwendigkeiten der Arbeit entlasten von Entscheidungen und davon, immer neu den Tages- und Wochenplan zu entwerfen, und vor allem gibt die Arbeit für den Vollzug des Lebens eine Struktur vor, die den Einzelnen von seinen Gefühlen und Stimmungen relativ unabhängig macht. In diesem Sinne haben wir auf unsere Fragen nach der Krankheitsbewältigung Antworten erhalten, in der Arbeit explizit als Strategie der

Krankheitsbewältigung bezeichnet wird. So schreibt einer unserer Partner auf unsere Frage, wie es ihm gelingt, die Krankheit vom Alltagsbewusstsein fernzuhalten: «Durch Arbeit bzw. auch durch bewusste freudige Zuwendungen zum Leben.» (Prostatakrebs-Kranker, 65) Es ist wichtig, dass hier Arbeit nicht als Verdrängungsstrategie eingesetzt wird – was durchaus auch möglich wäre –, sondern als Form einer Zuwendung zum Leben. Im Tenor ganz verwandt ist die Antwort eines anderen Patienten auf dieselbe Frage: «Spaß, Arbeit, Liebe, Kommunikation mit denjenigen, die ich liebe.» (Herzkranker, 74)

Natürlich handelt es sich nicht um Therapie, sondern um eine Hilfe, die dem Kranken erlaubt, sich nicht an seine Krankheit zu verlieren. Darüber hinaus kann Arbeit Lebenskräfte mobilisieren, die auch in physischem Sinne die Lage des kranken Menschen verbessern können. Das ist insbesondere dann der Fall, wenn es sich bei der Arbeit nicht nur um Berufstätigkeit zum bloßen Gelderwerb handelt, sondern um eine Tätigkeit oder Aufgabe, die dem betroffenen Menschen wichtig ist, mit der er sich identifiziert. Es kommt vielfach vor, dass Kranke einen gesunden und leistungsfähigen Lebensvollzug zu Wege bringen, der Krankheit jedoch in dem Moment erliegen, in dem man sie ihrer Aufgabe beraubt. So mussten wir erleben, dass eine Nachbarin ihrem herzkranken Mann kaum einen Monat nach dessen Tod *nachgestorben* ist: Ihn pflegend fühlte sie sich gesund und war leistungsfähig, doch kurz nach seinem Tod stellte sich heraus, dass sie an einem lebensbedrohenden Blasenkrebs litt.

Berücksichtigt man diese heilsame Wirkung von Arbeit und Aufgaben, dann ist eine Haltung gegenüber dem Kranken, jedenfalls gegenüber dem chronisch Kranken, verfehlt, die nur auf Schonung und Pflege hinausläuft. Mit der Krankheit gesund zu sein, ist häufig nur dann möglich, wenn das Leben einen *Sinn* hat.

Die extremste Form der Distanzierung von der Krankheit

ist die, die ohnehin vom medizinischen System nahegelegt wird: Man betrachtet die eigene Krankheit als einen Fall, um den sich die Experten zu kümmern haben. Wir wollen diese Haltung keineswegs empfehlen, impliziert sie doch ein falsches Bewusstsein, denn die Krankheit bleibt trotz aller Objektivierung die eigene. Doch ist nicht zu leugnen, dass diese Haltung, in vernünftigem Maße praktiziert, eine Form von Krankheitsbewältigung darstellt. So sehr es gerade bei Krankheiten, die nicht therapierbar sind, darauf ankommt, dass der Kranke durch hinreichende Aufmerksamkeit und besonnene Lebensführung seine Krankheit bewältigt, so wäre es doch verfehlt, alle Sorge auf sich zu laden. Es ist vernünftig, bestimmte Anteile an der Krankheitsbewältigung an Experten zu delegieren.

Leben mit dem Schmerz

Mit dem Schmerz wird die Frage, wie man mit der Krankheit leben soll, erst richtig ernst. Es macht nämlich einen erheblichen Unterschied, ob man mit Krankheit als genereller Einschränkung, als unsichtbarem Feind oder gar als progressiver Verschlechterung des Lebensvollzuges leben muss, oder sich die Krankheit durch den Schmerz beständig aufdrängt und mit ihm präsent ist. Alles bisher zum Thema Krankheitsbewältigung Gesagte erfährt dadurch eine Relativierung und muss neu bedacht werden. So gelingt das Objektivieren der eigenen Krankheit, wenn sie mit Schmerz verbunden ist, immer nur unvollständig, weil der Schmerz die Distanzierungsbemühungen immer wieder zunichte macht und das Ich in das Krankheitsgeschehen hineinzieht. Ebenso ist *Arbeit als Therapie* nur beschränkt anwendbar, weil zumindest geistige Arbeit verlangt, dass man «den Kopf frei hat». Nichts stellt das Vorhaben, als gesunder Mensch zu leben, auch wenn man auf Dauer mit einer Krankheit fertig werden muss, so sehr in Frage wie der Schmerz, durch den die Krankheit ständig präsent ist.

Wir müssen deshalb sagen, dass der Schmerz häufig die Krankheit selbst ist. Nicht nur die Medizin, sondern auch der Patient betrachtet den Schmerz in der Regel als Symptom, also als Auswirkung oder Anzeichen von Krankheit. Inzwischen setzt sich in der Medizin die Auffassung durch, dass Schmerzen manchmal die Krankheit selbst sind. Deshalb gibt es besondere Schmerztherapien und Schmerzkliniken. Ganz unabhängig von der Frage, wie diese Entwicklung weitergeht, müssen wir feststellen, dass es möglich und notwendig ist, Schmerzen als solche zu behandeln. Das bringt uns noch einmal zum Thema *Therapeutik* zurück. Es kann nicht angehen, unter Verweis auf traditionelle Tugenden wie Tapferkeit und Selbstbeherrschung allgemein zu verlangen, man müsse Schmerzen aushalten können. Nichts gegen diese Tugenden und nichts gegen die Grundbereitschaft, auch den Schmerz hinzunehmen. Aber es ist legitim, bei Patienten, die unter dauernden Schmerzen leiden, diese Leiden zu lindern, und es ist geradezu zwingend, heftige Schmerzen therapeutisch zu bekämpfen. In dieser Hinsicht wird in Deutschland immer noch zu wenig getan, teils aus Unkenntnis, teils aus Furcht, mit den Vorschriften der Betäubungsmittelverordnung in Konflikt zu geraten.

Doch auch Schmerztherapie hat ihre Grenzen. Einerseits kann man wegen der Nebenwirkungen nicht dauernd und in beliebigen Dosen Schmerzmittel einnehmen, andererseits wird der Schmerz doch immer wieder in Erscheinung treten. Es ist, als ob der Körper des Kranken sich unter einer zu kleinen Decke zu verbergen sucht. Deshalb bedeutet für sehr viele Patienten die Frage, wie sie mit der Krankheit leben können, im Grunde, wie sie mit dem Schmerz leben können. Der Schmerz als Dauerschmerz verursacht eine Auszehrung des Lebenswillens und kann bis zum Lebensüberdruss führen. So schrieb uns eine Schmerzpatientin:

«Die Schmerzen sind immer da und dominieren eigentlich mein ganzes Lebensgefühl ... und bringen einen in einen Lebensüberdruss ..., da der Schmerz alles andere in den Hintergrund rückt.» (Schmerz-Patientin, 52)

Das heißt nicht unbedingt, dass der Schmerzkranke von suizidalen Gedanken heimgesucht wird, doch der dauernde Schmerz kann ein mürrisches Wesen und Antriebslosigkeit, mangelnde Offenheit und Teilnahmebereitschaft und schließlich Depressionen bewirken. Es ist nicht leicht, in dieser Konstellation, die sich zu einer Spirale des Rückzugs entwickeln kann, einen Halt zu gewinnen. Denn der Wille zur Schmerzbewältigung setzt ja gewissermaßen einen Standpunkt außerhalb des Schmerzes voraus. Auf der anderen Seite enthält der Schmerz selbst eine Tendenz zur Distanzierung. Schmerz ist ein *gehindertes Weg!*, wie Hermann Schmitz definiert. Es gilt vor allem, von dieser Tendenz Gebrauch zu machen. Eine Möglichkeit ist die Strategie der Abspaltung. Wenn man den Schmerz in einem Körperteil lokalisiert, dann bedeutet das die Möglichkeit, ihn auch auf diesen Körperteil zu beschränken und im übrigen davon frei zu sein. Eine andere Strategie ist die Ablenkung. Schmerz ist ja weitgehend ein Bewusstseinsphänomen. Wir würden uns allerdings im Blick auf die sogenannten niederen Tiere und auf Hirntote nicht dazu verstehen, ihn geradezu als Bewusstseinsphänomen zu definieren. Hirntote zeigen bei Organentnahmen Schmerzreaktionen. Frösche haben kein Gehirn, also auch kein Bewusstsein in unserem Sinne. Aber sieht man nicht, dass sie leiden? Jeder Schmerzpatient kennt die Situation, dass er von Schmerzen aufwacht, und würde die Behauptung von sich weisen, die Schmerzen seien erst mit dem Aufwachen aufgetreten. Doch man kann sagen, dass der Schmerz wesentlich ein Bewusstseinsphänomen ist, insofern er das Bewusstsein okkupiert und tendenziell überhaupt zum Schmerzbewusstsein macht. In dieser Hinsicht ist Ablenkung eine wichtige Strategie der Schmerzbewältigung.

Hier kommt, was wir über Arbeit und Lebensaufgaben als Mittel der Krankheitsbewältigung gesagt haben, in modifizierter Weise zum Tragen. Die Intensität, mit der man einem Ziel folgt, bringt zwar den Schmerz nicht zum Verschwinden, drängt ihn aber im Bewusstsein zurück, hindert ihn, das Bewusstsein ganz und gar zu okkupieren. Das ist freilich ein dauernder Kampf, bei dem man stets Territorium gewinnen und verlieren kann. Wir geben deshalb zu bedenken, ob es für den Schmerzpatienten ratsam sein könnte, sich von Zeit zu Zeit eine Art Urlaub vom Schmerz – zur Regeneration der Kräfte – zu gönnen. Das wäre mit starken Schmerzmitteln oder Betäubungsmitteln zu erreichen.

Die bisher erwähnten Arten der Schmerzbewältigung sind durchweg solche, die Aktivität und Initiative auf Seiten der Patienten voraussetzen. Dabei kann man sagen, dass Schmerz generell leichter in Bewegung und bei körperlicher Arbeit als während geistiger Arbeit zu bewältigen ist. Doch es gibt auch Strategien, den Schmerz zu bewältigen, die ganz im Gegenteil auf Passivität und Hinnehmen hinauslaufen. Das scheint paradox. Doch wir müssen erkennen, dass aktive und passive Schmerzbewältigung ein unterschiedliches Ziel haben und sich auch im Ergebnis unterscheiden. Passive Strategien der Schmerzbewältigung führen dazu, dass der Schmerz besser ertragen werden kann, nicht aber dazu, den kranken Menschen für Lebensaktivitäten frei zu setzen.

Der Schmerz hat seiner Natur nach eine Engungstendenz, er hat in schweren Fällen den Charakter von Krämpfen und führt zu dem Gefühl, dass einem die Luft wegbleibt. Der Schmerz kann so gerade dadurch, dass man sich gegen ihn wehrt, gesteigert werden. Entspannungsübungen sind deshalb ein traditionelles Mittel der Schmerzlinderung. Einen schweren Ansturm von Schmerz auszuhalten, könnte am besten gelingen, wenn man sich ganz flach macht, gar nichts will und alles über sich ergehen lässt. Es ist diese Verhaltensweise, die bei Menschen, die periodisch von heftigen Schmerzen heimgesucht werden, zu Ausfallzeiten führt. Vom Schmerz geplagt sind sie dann einfach nicht ansprechbar und zu keiner Initiative mehr fähig, sie sind für die gesellschaftliche Welt verloren. Eine Migräne-Patientin schrieb uns, dass sie «zweimal in der Woche einfach weggetreten» sei (Migräne-Kranke, 73). Man sollte diese Zustände nicht einfach als Wirkung der Schmerzen sehen, sondern als Verhalten des Kranken, das es ihm erlaubt, sie zu überstehen.

Schmerz ist als Auffälligkeit des Leibes auch immer eine Weise, seiner selbst bewusst zu sein, freilich – das darf man nicht vergessen – eine erzwungene, eine erlittene Weise. Doch für den Schmerzpatienten bedeutet das, dass er sich in besonderer Weise kennt und seiner gewiss ist. Der Schmerz wird zu seinem Ich-Gefühl. Eine Schmerzpatientin schrieb uns:

> «Es gibt keinen einzigen Tag, an dem ich schmerzfrei bin, und dass mein Selbstverständnis dadurch geprägt ist, muss ja jedem klar sein. Ich bin eine durch Schmerz und lange Krankheit gezeichnete Frau.» (Schmerzpatientin, 52)

Gerade wenn es so ist, wenn der Patient sich in und durch den Schmerz kennt, ist verständlich, dass häufig Wünsche, von sich selbst loszukommen, die Folge sind.

Leben mit dem unsichtbaren Feind

Die chronischen Krankheiten sind durchaus nicht immer von der Art, dass sie sich durch dauernde Behinderungen oder Schmerzen manifestieren. Viele bewohnen den Patienten als ein unsichtbarer Feind. Die Krankheit lebt im Hintergrund, man muss mit ihr rechnen, auch dann, wenn sie sich nicht zeigt. Sie sucht einen periodisch heim, und doch kann man ihr Auftreten nicht voraussehen, oder aber sie ist therapiert, und doch muss der kranke Mensch mit der Drohung eines Rückfalls leben. Oder aber, was das Schlimmste ist, die Krankheit macht aktuell keine Beschwerden, und doch weiß der Betroffene, dass sie im Stillen fortschreitet und dass sie eines Tages zu schweren Ausfallerscheinungen oder gar zum Tode führen wird.

Es mag paradox erscheinen, dass gerade Kranke, die nicht dauernd mit aktuellen Beschwerden zu kämpfen haben, aber mit der Krankheit als unsichtbarem Feind rechnen, dazu neigen, sich als kranke Menschen zu fühlen. Das liegt daran, dass ihre Weise, mit der Krankheit zu leben, nicht darin besteht, aktuelle Symptome zu bewältigen, sondern dass sie sich als ganzer Mensch durch Einschränkungen, die sie sich auferlegen, auf die Krankheit einstellen müssen. So muss sich beispielsweise ein Epilepsiekranker auf Dauer medikalisieren, und das bedeutet nicht nur, im Tageslauf Zeiten und Dosierungen zu beachten, sondern es verleiht ihm auch das Bewusstsein, in Bezug auf Wachheit und Müdigkeit, in Bezug auf Konzentration und Stimmungslage immer in einem künstlichen Zustand zu sein. Es kommt hinzu, dass er Stresssituationen und gewisse Umweltbedingungen, wie etwa niederfrequentes Neonlicht, bewusst vermeiden muss. Das alles ist nötig, damit die Krankheit nicht manifest wird, und zwingt deshalb den Kranken um so mehr, sich als jemanden zu verstehen, der diese Krankheit hat. Wir können hier durchaus von gelungener Krankheitsbewältigung sprechen, allerdings mehr im pragmatischen Sinne, weil der Kranke im Grunde nicht die Chance hat, sich gesund zu fühlen. Man muss sich wegen des unsichtbaren Feindes als jemanden begreifen, der anders ist als die anderen.

Das muss nicht immer so sein. So ist bei Krankheiten, die periodisch auftreten, wie etwa Migräne, die Chance viel größer, dass die kranke Person sich *im Übrigen* gesund fühlt, obwohl auch in diesem Fall auf Dauer Stresssituationen vermieden werden sollten und auf Alkohol verzichtet werden muss. Das Leiden, das zu Zeiten der Anfälle sehr groß ist und den Patienten geradezu aus der Alltäglichkeit von Beruf und Familienleben herausreißt, muss aber dennoch nicht die ganze Persönlichkeit erfassen. Der Kranke hat aber in diesem Fall, wie auch in vielen anderen Fällen, in denen auf Dauer ein erneuter Ausbruch der Krankheit oder ein Rückfall droht, die schwere Aufgabe, mit der diffusen Angst fertig zu werden, die diese Drohung erzeugt. Zu denken ist hier etwa an Krebspatienten, die nach einem chirurgischen Eingriff, vielleicht zusätzlicher Bestrahlung und Chemotherapie, als *geheilt* entlassen werden, obwohl dieses *geheilt* vom Arzt selbst durch Angabe einer Rückfallquote modifiziert wird. Zu denken ist ferner an Gürtelrose-Patienten, die wissen, dass sie das Virus in sich haben und dass deshalb die Krankheit bei irgendeiner Konstellation, etwa bei Schwächung des Immunsystems, wieder ausbrechen kann. Obwohl auch in solchen Fällen gewisse diätetische Maßnahmen wie etwa Stressvermeidung und vernünftige Ernährung angezeigt sind, besteht die Krankheitsbewältigung im Wesentlichen in der Bewältigung der Angst. Der Kranke wird zwar in diesen Fällen, in denen die Erfahrung der Krankheit von einem *memento mori* geprägt ist, nicht einfach zu einem unbekümmerten Drauf-los-Leben zurückkehren können. Aber wie wir mehrfach in unseren Interviews erfahren haben, können solche Kranke eine Lebenslust zweiter Stufe oder eine Art gereiften Lebensmuts erreichen. Es ist eine Gelassenheit, mit der sie ihr Leben betrachten, oder sie können, was ihnen von ihrer Krankheit her droht, eher als etwas sehen, das nur die spezifische Form dessen ist, was ohnehin jedem Menschen bevorsteht.

Wir müssen schließlich an jene Patienten denken, bei denen die Krankheit nicht nur wie ein unsichtbarer Feind im Hintergrund lauert und sich unter Umständen wieder erheben kann, sondern die damit rechnen müssen, dass ihre Krankheit im Stillen fortschreitet, auch wenn sie keine akuten Beschwerden erzeugt. Das kann z. B. bei fortschreitender Leberzirrhose der Fall sein, ebenso bei schwer therapierbarer Hepatitis C oder bei bestimmten Krebsarten und bei der Multiplen Sklerose. Natürlich muss die Krankheitsbewältigung in einer strikten Diätetik bestehen, d. h. in der Vermeidung all dessen, was das

Fortschreiten der Krankheit beschleunigen könnte, und umgekehrt in der Förderung dessen, was die Widerstandskräfte des Körpers erhöhen kann. Diese Art des Krankheitsmanagements kann dem Kranken so etwas wie ein gesundes Selbstbewusstsein geben. Gleichwohl ist er wegen der hohen Disziplin, die ihm abverlangt wird, in Gefahr, in einen Strudel von Vergessen und Leichtsinn auf der einen Seite und schlechtem Gewissen auf der anderen Seite zu geraten. Wir berühren damit das Feld der Ethik, weil sich natürlich für den Kranken immer wieder die Frage stellt, ob sich zugunsten einer unbestimmten Lebensverlängerung der Verzicht auf Lebensgenuss überhaupt lohnt bzw. ob die Fragen von Lebensgenuss und Lebensdauer für ihn vielleicht an Gewicht verlieren.

Auch hier stellt sich die Frage der Angstbewältigung, und zwar noch ernster als bei den Kranken, die mit einer wiederkehrenden Krankheit rechen müssen. Jene können das noch im Lichte des allgemeinen Menschenschicksals sehen – wir alle sind sterblich –, doch diese spüren oder wissen, dass sich in ihnen gewissermaßen der Tod ausbreitet. Das heißt aber, dass sie sich auf fortschreitenden Funktionsausfall, Lähmungen und Behinderungen einstellen müssen. In dieser Perspektive zu leben ist in keinem Fall leicht. Man kann diesen Patienten nur wünschen, dass sie durch ihre Angst nicht vorwegnehmen, was noch gar nicht eingetreten ist, und im übrigen, dass sie, was ihnen bevorsteht, nicht als eine Katastrophe schlechthin ansehen müssen.

Über Krankheit reden

Über die Krankheit zu reden ist eine der wichtigsten Strategien, mit ihr fertig zu werden. Nicht nur, dass man im Gespräch mit anderen Hilfe erfahren kann, vielmehr hilft auch das Reden als solches schon bei der Krankheitsbewältigung. So schrieb uns ein Herzkranker auf unsere Frage, ob er die Krankheit in sein Leben integrieren könne:

«Ja, dadurch dass ich darüber schreibe (z. B. Tagebuchnotizen) und mit geliebten Menschen darüber rede.» (Herzkranker, 74)

Er erweitert damit zugleich das Thema um das Schreiben: Sich äußern zu können ist eine Möglichkeit der Krankheitsbewältigung. Man kann umgekehrt sagen, dass Schweigen eine Art Krankheitsverdoppelung darstellt, eine Potenzierung des Leidens. Über die eigene Krankheit zu reden ist keineswegs leicht und selbstverständlich – das *ewige* Reden über Krankheit, besonders bei alten Leuten, vermittelt hier ein falsches Bild. Vielmehr erzeugt die Gleichsetzung von Gesundheit und Normalität in unserer Gesellschaft einen Druck, sich jung, dynamisch und gesund zu zeigen, und die Standardantwort auf die Frage *«Wie geht es dir?»* lautet *«Gut»*. Sie ist weniger eine Auskunft als eine Abwehrgeste, man will sich nicht auf ein intimes Gespräch einlassen. Und Krankheit wird zunächst und zumeist als etwas Intimes angesehen; man schämt sich ihrer, ihr Eingeständnis wäre eine Schwäche. Hinzu kommt, dass man bei bestimmten Krankheiten mit Ausgrenzungen rechnen muss. Das betrifft vor allem Aids und Hepatitis. Diese Isolierung des Kranken ist um so rigider, je weniger man über die entsprechenden Krankheiten weiß. Es ist eine diffuse Angst, sich anzustecken, die zur Isolierung des Kranken führt. Wäre diese Angst vor Ansteckung durch medizinische Kenntnisse relativiert, dann würde sie nicht zum Meiden des Kranken führen, sondern nur zu bestimmten Vorsichtsmaßnahmen. So aber hängt sie wie ein Nebel der Unberührbarkeit über ihm und ist insofern nicht besser als die voraufklärerischen Vorstellungen von Miasmen, Pesthauch und Verhexung. Diese Tabuisierung des Kranken trifft aber nicht nur Menschen mit schweren Leiden wie Aids, sondern mehr oder weniger jeden. Charakteristisch ist hier das Verhalten gegenüber Kranken mit Erkältungen, obwohl man doch weiß, dass in solchen Fällen weniger die Ansteckungsgefahr, als vielmehr die Fähigkeit des eigenen Organismus, Infekte abzuwehren, entscheidend ist.

Wenn wir sagten, dass das Schweigen gewissermaßen das Leiden verdoppelt, dann deshalb, weil es den Kranken isoliert und auf sich selbst zurückwirft. Daher haben sich Kranke, die von gleichen oder ähnlichen Krankheiten betroffen sind, zu Selbsthilfegruppen zusammengeschlossen. Die Hauptfunktion dieser Gruppen ist zunächst, dass sie den Kranken die Möglichkeit geben, über ihre Krankheit zu reden, und zwar mit Menschen, von denen sie erwarten, dass sie sie nicht wegen ihrer Krankheit *verurteilen*, sondern im Gegenteil mit Verständnis und Teilnahme reagieren. Selbsthilfegruppen haben inzwischen eine außerordentliche Bedeutung erlangt, die weit darüber hinausgeht, Kranken einen Raum zu eröffnen, in dem sie ungezwungen über ihre Krankheit reden können. So können sich Selbsthilfegruppen zu *Power-Groups* entwickeln, die in Auseinandersetzungen mit Kliniken, Versicherungsgesellschaften und Pharmakonzernen eine Rolle spielen. Ferner haben viele Selbsthilfegruppen Datenbanken zu ihrem Krankheitsbereich und sogar Forschungen initiiert. Für den Kranken stellen sie außerdem Hilfen bereit, sich im Gesundheitssystem und im Spektrum möglicher Therapien zu orientieren. Für unseren Zusammenhang ist der Austausch von Erfahrungen im Umgang mit der Krankheit besonders wichtig. Denn darüber können die Patienten letzten Endes doch nichts von Therapeuten erfahren oder jedenfalls nur in abstrakter Form, während es bei Ratschlägen für den Umgang mit der Krankheit häufig gerade entscheidend ist zu wissen, wie man sich dabei fühlt. Es geht also um Authentizität.

Schweigen verschlimmert die Lage des Kranken. Warum aber ist das Reden über die Krankheit eine Bewältigungsstrategie? Warum bewirkt es eine Erleichterung? Auf der elementaren Ebene ist es wohl wie mit dem Stöhnen, mit Schreien und Schmerz: Dem Leiden Ausdruck verleihen zu können lindert das Leiden. Das lässt sich im Falle von Schmerzen gut erklären: Da der Schmerz selbst eine Engungstendenz ist, verstärkt das Sich-Zusammennehmen, die Anstrengung, den Schmerz zu verbergen, diese Tendenz und kann den Schmerz krampfartig steigern. In allgemeinerer Form dürfte das für das Schweigen über die Krankheit auch gelten. Redend dagegen lässt man die Krankheit zu, und das Reden ermöglicht einem, sie aus-zuleben.

Damit geht eine Beruhigung für den Kranken selbst einher. Indem er über seine Krankheit spricht, gesteht er sich selbst sein Kranksein ein, lässt die Krankheit zur Tatsache werden. Die Anstrengung, sie zu leugnen, sperrt den Kranken gewissermaßen in die Unbestimmtheit von Hoffnungen und Befürchtungen ein. Gerade als unausgesprochene können die Sorgen, die man sich macht, ins Unendliche wachsen. Das Reden über die Krankheit macht sie dagegen vernünftigen Urteilen zugänglich.

Geteiltes Leid ist halbes Leid, heißt es. Und tatsächlich wird die Krankheit, indem der Kranke darüber redet, zu etwas, was nicht nur ihn allein betrifft. Der Kranke wird die Teilnahme, nicht nur die emotionale, sondern auch die praktische, seiner Angehörigen und Freunde erfahren. Da das nivellierte Alltagsleben den Menschen sonst kaum Gelegenheit gibt, ihre Gefühle füreinander auszudrücken, kann das Reden über Krankheit und die Teilnahme, die der Betroffene dadurch erfährt, geradezu einen emotionalen Schub auslösen – der dann selbst ein wichtiges Moment in der Krankheitsbewältigung darstellt. So schrieb einer unserer Interviewpartner:

> «Reden über die Krankheit hat bei meinen Freunden und Verwandten viel Teilnahme ausgelöst. Ich habe vielleicht erst dadurch erfahren, wie sehr ich von anderen geliebt werde. Das hat meine Lebensgeister mobilisiert und meine Zuwendung zur Welt intensiviert.» (Prostatakrebs-Kranker, 65)

Es scheint uns verfehlt, die Gesellschaft in Deutschland generell durch Kälte und mangelnde Solidarität zu charakterisieren. Und doch ist es für den Kranken notwendig, die Isolierung durch Reden zu überwinden und so den anderen die Möglichkeit zu geben, sein Leiden mitzutragen. Der Kranke ist *Patient*, und das heißt wörtlich: ein Leidender, und er muss sich auch selbst die Chance geben, das wirklich zu sein, indem er darauf verzichtet, immer nur Stärke zu zeigen.

Das führt uns zu grundsätzlichen Fragen nach der Einstellung zum Kranksein, dem eigenen und dem der Anderen. Die Diätetik, d. h. der Umgang mit der Krankheit und das Leben als Kranker, ist ja weitgehend dadurch bestimmt, welche Grundhaltungen man zum Kranksein einnimmt und welche Stellung Krankheit im eigenen Weltbild hat. Leben mit der Krankheit ist immer auch eine Frage der Ethik, weil es eine Struktur erhält durch das, was man von sich und anderen erwartet, allgemeiner, was man überhaupt als ein humanes Leben ansieht. Doch bevor wir uns ausführlicher dem Thema *Ethik* zuwenden, müssen wir darüber reden, was das Verhältnis zum eignen Kranksein an diesem selbst verändern kann.

Die Mobilisierung der inneren Kräfte

Je schlimmer es mit einem Patienten steht, desto mehr ist er geneigt, seine Rettung von nicht-physischen Kräften zu erwarten. Diese Erwartung wird von Heilern aller Art, auch religiös inspirierten, geschürt. Ihre Lehre ist, dass es eigentlich nur eine Sache der Einstellung sei, ob man gesundet oder nicht. Man müsse nur *positiv denken*, den spirituellen Weg gehen, man müsse nur beten und glauben, dann werde man geheilt. Diese Heilsversprechen sind eigentlich noch schlimmer als das durchschnittliche Denken in Bezug auf Gesundheit und Krankheit. Beide Denkweisen treffen sich aber darin, dass sie ein Leben ohne Krankheit für möglich halten. Krankheit ist für die einen nur ein störender Zwischenfall, für die anderen überhaupt überflüssig, eine Folge falschen Denkens. Beides heißt, Krankheit nicht wirklich ernst zu nehmen, beides läuft auf eine Täuschung der Leidenden hinaus. Dem halten wir unsere Maxime entgegen, dass es nicht um die Abschaffung der Krankheit geht, sondern um ein Leben, in dem das Kranksein bewältigt wird.

Gleichwohl – es macht auch für die Krankheitsbewältigung sehr viel aus, aus welcher Haltung heraus sie unternommen wird. Und es ist wahr: Es gibt Spontanheilungen, und in der Tat hat auch vielen ihr Glaube geholfen. Um so notwendiger ist es, sich ein nüchternes Bild davon zu machen, was und auf welche Weise die Einstellung zum Leben das Krankheitsgeschehen beeinflussen kann.

Zunächst gilt es, noch einmal die alte Weisheit zu wiederholen: *natura curat, medicus juvat.* Natürlich ist jede Heilung letztlich eine Selbstheilung – in dem Sinne, dass der Organismus, wie immer er von außen unterstützt wird, selbst mit der Krankheit fertig werden muss. Allerdings: Was heißt Organismus? Wenn wir uns nicht einfach als physiologische Maschine, sondern als die organisierten Lebewesen, die wir sind, verstehen, dann ist deren Organisation auch vom Denken, von den Einstellungen und Stimmungen abhängig. Vieles davon liegt noch auf der Ebene unmittelbaren Erlebens: Dass die Atmung, der Herzschlag, die Durchblutung davon abhängig ist, wie man sich fühlt, ob man sich engagiert für etwas einsetzt, eine freudige Einstellung zum Leben hat, ist evident. Auch, was schon etwas tiefer liegt – Schlaf, Verdauung, Potenz –, hängt sichtlich von der Lebenseinstellung und von der jeweiligen Gemütsverfassung ab. Warum sollte der Einfluss dessen, was man gewöhnlich das Seelische nennt, nicht noch tiefer reichen?

Eine Brücke zum Verständnis dieser Zusammenhänge dürfte die traditionelle Lehre von der Einbildungskraft darstellen. Sie war nicht nur eine Lehre vom Sich-Bilder-Machen, sondern von einer Figuration des Leibes durch Bilder: Bilder, allgemeiner: Anblicke, bringen uns in eine bestimmte leibliche Disposition. Sie organisieren den Körper so, dass man bereit ist, auf das, was das Bild für einen bedeutet, zu reagieren. Die einfachsten Beispiele dafür sind Anblicke des Schreckens und erotische Anblicke. Sie stimulieren den Körper zur Flucht bzw. zur Sexualität. Wir knüpfen an diese Lehre an, weil sie viel elementarer und plastischer verständlich macht, was heute als Autosuggestion und Visualisierung empfohlen wird, Techniken, bei denen durch Vorstellungen das Geschehen im Körper beeinflusst werden soll. In der Tat, das geht, und man kann auf diese Weise innere Kräfte mobilisieren.

Daraus folgt für uns, dass Krankheitsbewältigung vielfach indirekt verlaufen muss. Es geht dabei nicht einfach darum, mit der Krankheit selbst fertig zu werden, wobei man sie als ein Geschehen hinnimmt, das unabhängig von einem selbst abläuft. Die Krankheit als die eigene zu übernehmen heißt eben auch, sich mit ihr von innen her auseinanderzusetzen. Dabei kann es nötig sein, sich zunächst nicht direkt mit der Krankheit, sondern mit der eigenen Einstellung zum Leben, mit dem emotionalen Haushalt, mit den kommunikativen Beziehungen und schließlich sogar mit den äußeren Lebensbedingungen, etwa mit dem Berufsleben, auseinanderzusetzen. Wenn man hiermit beginnt und bis zu den Bildern fortschreitet, die man sich vom eigenen Leben vorhält, und den Gedanken, mit denen man sich in den Leib einfühlt – wie das beim Autogenen Training geschieht – , kann man bewusst an der Organisation des Organismus mitwirken. Wir reden hier nicht von Heilung, die auf diesem Wege zustande kommt – obgleich auch das nicht ausgeschlossen ist –, wir reden von einer Krankheitsbewältigung, in der das Krankheitsgeschehen selbst modifiziert wird, indem man an und mit den eigenen Einstellungen und Vorstellungen arbeitet.

Zwei Dinge wären allerdings einschränkend zu sagen. Das erste betrifft den Ausgangspunkt. Man muss bei der Mobilisierung der inneren Kräfte an eine bereits vorhandene Einstellung, an eine Motivation, an eine Lebenspraxis anknüpfen können. Es wird wenig nützen, einem Patienten, der im Zusammenhang mit seiner Krankheit in eine tiefe Depression gefallen ist, zu raten, nun doch *positiv zu denken.* Allerdings gibt es viele ambivalente Regungen in einem, und man wird sie, wenn es darauf ankommt, in die eine oder andere Richtung lenken können. So kann z. B. eine melancholische Stimmung in ein Glücksgefühl umschlagen, und wenn man sich damit auskennt, kann man das auch selbst bewirken.

Das andere, woran man denken sollte, betrifft die *inneren Kräfte* selbst. Häufig sind es gar nicht innere Kräfte, sondern Kräfte, die einem von außen zuströmen. Es ist in den Berichten von Kranken, auf die wir uns beziehen, wie auch in unseren Interviews häufig davon die Rede, in welchem Maße Naturerleben bei der Krankheitsbewältigung hilft. So schreibt Maxi Wander in einem Brief kurz nach ihrer Brustoperation:

> «Heute war ich besonders glücklich, weil ich mit G. lachen konnte, weil mir meine braunen Beine in der Sonne gefielen, weil ich aufrecht gehen kann, weil der Ahornbaum vor unserem Fenster noch Blätter hat ...» (S. 30)

Auch Anette Rexrodt von Fircks kommt in ihrem Buch immer wieder auf Anblicke der Natur, auf Jahreszeitliches, auf den Garten zu sprechen. Eine unserer Interviewpartnerinnen antwortete auf die Frage, wie es ihr gelänge, die Krankheit von ihrem Selbstbewusstsein fernzuhalten:

> «Ich verstehe mich primär als einen Menschen, der das Leben ganz allgemein liebt, tiefe Freude ... in der Natur, an den Dingen erfährt.» (Arthrose-Kranke, 67)

Das ist in einer so technisierten Lebenswelt und dem vorherrschenden Stadtleben ein erstaunliches Faktum. Es scheint, dass Kranke, gerade Schwerkranke, für sich die Natur wiederentdecken. Sie beziehen die Kräfte, mit denen sie der Krankheit widerstehen, bzw. die ihnen helfen, die Krankheit und ihre Einschränkungen durchzustehen, aus Anblicken der Natur, aus Atmosphären des Tages oder der Jahreszeit. Kliniken und Rehabilitationseinrichtungen in eine schöne Landschaft zu setzen ist daher nicht nur eine Sache der Physiologie – gute Luft, Bewegungsmöglichkeiten etc. –, sondern auch der Anblicke und der Atmosphäre. Die Lebenskräfte der Patienten werden hier nicht durch Rückgriff auf innere Reserven angeregt, die etwa durch Meditation und Autosuggestion geweckt werden können, sondern strömen dem Patienten von außen – aus der Natur – zu. Die anzustrebende Haltung ist deshalb ein Sich-Öffnen – oder auch das Aufsuchen der Gegenden, die einem gut tun.

4. Ethik

Kontingenzbewältigung

Die Krankheit trifft einen. Aber warum gerade mich, warum gerade jetzt? Solche Fragen gehören unbedingt zur Krankheitsbewältigung, das Auseinandersetzen mit ihnen kann man geradezu als eine Voraussetzung oder wenigstens den Anfang der Krankheitsbewältigung ansehen. Es ist nur zu natürlich, dass schwere Krankheiten oder die Feststellung, dass man mit einer chronischen oder unheilbaren Krankheit auf Dauer zu tun hat, das Gefüge von Selbstverständnis, Lebensplanung und Einstellung zum Leben durcheinander bringen. Insbesondere muss verarbeitet werden, dass das Leben unter Bedingungen steht, die man sich nicht ausgesucht hat, und durch Ereignisse gezeichnet wird, mit denen man nicht rechnete. Allgemein kann man sagen, dass zum Verarbeiten von Krankheitsereignissen eine Lebenshaltung gehört, in der man auch etwas geschehen lassen kann, in der man bereit ist, auch das, was einem geschieht, sich zuzurechnen. Doch das ist nicht leicht, zumal in einer Kultur wie der westlichen, die eine aktive Lebenshaltung fördert und zur Lebensplanung erzieht. In dieser Grundhaltung wird man immer mit der Krankheit hadern, und zwar nicht erst bei den schweren und chronischen, sondern schon bei den leichteren Alltagskrankheiten, die einem die eigene Planung durcheinander bringen.

Dieses *es trifft einen* anzuerkennen, ist die Grundvoraussetzung zur Krankheitsbewältigung. Und es wäre psychoökonomisch zweckmäßig, auf alle Fragen nach der Ursache und dem Sinn einer Krankheit zu verzichten. Denn diese Fragen verlängern nur das Hadern mit ihr, stellen sie in die Perspektive irrealer Möglichkeiten – hätte ich nur, könnte ich doch –, wo es doch letztlich darauf hinauslaufen muss, die Krankheit anzunehmen und irgendwie mit dem Zustand des Krankseins fertig zu werden. Doch das ist nicht leicht, und so muss man sich nach Methoden der Kontingenzbewältigung umsehen.

Am nächsten kommt dem schlichten Hinnehmen von Krankheit die Rede vom Schicksal. Die Krankheit ist ein Geschick, das mich trifft, und – so gesehen – kann ich mir auch jemanden vorstellen, der sie mir schickt, also Gott. Krankheitsbewältigung im Rahmen eines Schicksalsglaubens ist deshalb mehr als bloßes Hinnehmen, weil durch die Vorstellung, dass es Gott ist, der sie mir schickt, das Hinnehmen durch eine demütige Haltung erleichtert wird. Darüber hinaus kann man auch Trost darin finden, zu glauben, dass Gott schon wissen wird, was er mit mir vorhat und warum er mir diese Krankheit schickt. Die Vorstellung von Krankheit als Schicksal enthält auch den Kern der Krankheitsaneignung, weil nämlich der Gedanke *es trifft mich* seine Beliebigkeit verliert und mit mir persönlich etwas zu tun hat. Dieses Schicksal ist eben *mein* Schicksal. Die Auffassung von Krankheit als Schicksal enthält auch unabhängig vom religiösen Hintergrund das Richtige, dass ja, was ich als Ich-Selbst verstehe, durch das biographische Geschehen überhaupt erst Kontur gewinnt.

Der Glaube an ein Schicksal dürfte für den islamischen Kulturkreis charakteristisch sein, obgleich er weiter verbreitet ist. Das Wort *Islam* bedeutet selbst so viel wie *Ergebung*, nämlich Ergebung in den Willen Gottes. Für den gläubigen Muslim ist, was ihm geschieht, durch den Willen Gottes bestimmt, sei es nach menschlichem Ermessen gut oder schlecht. So sagt der Prophet: «Wenn Gott dich mit einem Schaden trifft, dann kann niemand ihn beheben, außer Ihm. Und wenn Er für dich etwas Gutes will, dann kann niemand seine Huld zurückweisen. Er trifft damit, wen von seinen Dienern Er will. Und Er ist voller Vergeben und Barmherzigkeit.» (Sure 10, 108) In Sure

14, 4 heißt es sogar: «Gott führt dann irre, wen Er will, und Er leitet recht, wen Er will.»

Diese Auffassung vom unabänderlichen und undurchschaubaren Willen Gottes, in den man sich fügen muss, findet sich auch im Buch *Hiob*. Das Christentum hat sich allerdings – im Rückgriff auf Lehren des Augustinus – gerade in dieser Hinsicht vom Islam abgesetzt. Gottes Handeln ist auch nach christlicher Lehre übermächtig, es hat aber einen – auch für den Menschen einsichtigen – Sinn. Für das Christentum ist die Auffassung von Krankheit als Schuld und Sühne oder Prüfung charakteristisch. Dieser Zusammenhang wird bereits mit der Urgeschichte der Menschheit eingeführt: Im Paradies war der Mensch ohne Krankheit und kannte keine Not. Erst auf Grund der Ursünde, die zur Vertreibung aus dem Paradies führte, ist er in eine Situation geraten, in der er in Schmerzen geboren wird, sein Brot im Schweiße seines Angesichts essen muss, von Krankheit und Tod heimgesucht wird. Diese Lage des Menschen im nachparadiesischen Zeitalter gibt Anlass, auch bei einzelnen Krankheiten nach der Schuld zu fragen und ihr als Sühne oder als Prüfung biographisch einen Sinn zu geben. Diese Gedanken findet man natürlich auch in säkularisierter Form, nämlich dann, wenn Krankheiten auf falsche Lebensführung zurückgeführt oder als Folge einer Schuld im Sinne einer Ausschweifung oder einer vermeidbaren Stresssituation gedeutet werden.

Die Idee der Krankheit als Prüfung ist besonders von der anthropologischen Medizin eines Viktor von Weizsäcker aufgenommen worden, dem zufolge Krankheit als Anlass zur biographischen Reifung des Menschen einen Sinn erhält. Viktor von Weizsäcker hat gefordert, dass der Arzt die Krankengeschichte als Teil der Lebensgeschichte verstehen solle. Es sei nötig, schreibt er, «dass man das Schicksal eines Menschen in allen seinen Beziehungen zur Umwelt und allen seinen Verkettungen in der Geschichte betrachtet» (1949, S. 126). Man sollte glauben, dass eine solche Auffassung – wie der Schicksalsglaube – den Kranken entlaste. Das ist aber nicht der Fall. Die vielgerühmte *Einführung des Subjekts in die Medizin*, für die von Weizsäcker steht, bedeutet vielmehr eine Ethisierung der Krankheit in dem Sinne, dass dem Kranken eine Mitverantwortung für das Krankheitsgeschehen zugemutet wird: «Der Kernpunkt wäre der formulierte Satz, dass ich meine Krankheit nicht nur bekomme und habe, sondern auch mache und gestalte.» (1980, S. 346) Es ist nicht verwunderlich, dass er in diesem Vorgehen häufig auf Widerstand von Seiten der Patienten traf: «Denn sie sind es, welche unter allen Umständen ein Symptom los sein und nicht der Wurzel der Krankheit, dem eigenen Anteil am Kranksein, nachgehen wollen.» (ebd., S. 343f.)

Schicksal, Schuld und Sühne, Sinn der Krankheit: Es ist kein Zweifel, dass solche Gedanken dem einzelnen Menschen helfen können, seine Krankheit zu bewältigen, zumal dann, wenn er von einer religiösen Grundhaltung getragen ist. Auch die Auffassung Viktor von Weizsäckers könnte hilfreich sein, nicht so sehr, weil sie eine Sinndeutung von Krankheit enthält, als vielmehr, insofern man sie als Aufforderung verstehen kann, anlässlich einer Krankheit einen Schritt in Richtung einer größeren persönlichen Reife zu vollziehen. Problematisch wird die ganze Denkweise dann, wenn sie nicht etwa dazu führt, dass man nicht mehr mit seiner Krankheit hadert, sondern umgekehrt das Leiden nun auch noch durch ein schlechtes Gewissen und Selbstvorwürfe vermehrt wird. Es könnte sein, dass sich der Widerstand der Patienten gegen seine Methode der Ethisierung der Krankheit, von dem von Weizsäcker berichtet, zum Teil aus einer *gesunden* Abwehrhaltung erklären lässt. Einer unserer Partner antwortete auf unsere Frage nach Bewältigungsstrategien: «Außerdem sollte man strikt eine Moralisierung der Krankheit vermeiden. Sie sollte weder als eigene Schuld noch als Verschulden anderer angesehen werden.» (Prostatakrebs-Kranker, 65)

Zwischen Krankheit als Schicksal und Krankheit als Schuld

steht ein Denken, das vor allem durch die indische Karma-Lehre wirksam geworden ist. Auch diese Lehre dient der Krankheitsbewältigung, allgemeiner der Bewältigung von Kontingenz. Der Kranke kann seine Krankheit als Schicksal hinnehmen, allerdings als ein selbstverschuldetes, verschuldet nämlich durch seine Taten oder Untaten in einem früheren Leben. Dieser Gedanke enthält das Paradox, dass die Lage, in der sich jemand befindet, selbst verschuldet ist, wenngleich man als das Ich, als das man sich kennt, nicht dazu beigetragen hat. Die Karma-Lehre hat allerdings auch ein tröstendes Moment, weil sie ja die Lehre von der Wiedergeburt enthält. Freilich ist das nur ein Aspekt, der sich von außen ergibt. Denn die Gläubigen, wenn das hier ein angemessener Ausdruck ist, also diejenigen, die sich im Karma fühlen, wollen ja gar nicht wiedergeboren werden: Das Eingehen ins Nirwana ist das letzte Ziel. So gesehen hat aber die Krankheit ein anderes Gesicht. Will man – in natürlicher Einstellung – die Krankheit loswerden, so wird sie hier begriffen als Weg, sich selbst loszuwerden. Es gibt Kranke, die sich aufgrund solcher Gedanken beruhigen können, und das heißt vor allem: die Krankheit als die eigene akzeptieren. Und darauf kommt es schließlich an – mit oder ohne eine Metaphysik von Wiedergeburt und Karma: Man muss, was einen trifft, gerade weil man der Betroffene ist, als das eigene hinnehmen.

Das führt uns zur Grundforderung nach einer Ethik des Krankseins. Wir haben sie schon mit der Idee des souveränen Menschen angedeutet. Ein Mensch ist gerade dann nicht souverän, wenn er sein Leben als durchgängig selbstbestimmtes plant, wenn er glaubt, Herr im eigenen Haus zu sein (Freud), und Unabhängigkeit als oberstes Ziel ansieht. Souverän ist vielmehr ein Mensch, der sich etwas geschehen lassen kann: Er kann sich seine Schwächen eingestehen und Abhängigkeiten ertragen, ohne dass dadurch sein Selbstbewusstsein beeinträchtigt wird. Nicht Autonomie, sondern Souveränität ist deshalb die Grundhaltung, in der Krankheiten bewältigt werden sollten. Wer von einer Krankheit betroffen wird und wer auf Dauer mit Einschränkungen, Krankheitsfolgen und Behinderungen rechnen muss, wird ein unglückliches Bewusstsein, wenn nicht gar ein Gefühl der Minderwertigkeit entwickeln, wenn er das alles als Beeinträchtigung seiner Autonomie begreift. Besten- oder schlimmstensfalls – wie man es nimmt – wird er ein negatives Selbstbewusstsein entwickeln. Gerade dies wäre nur allzu verständlich: Wenn man dauernd mit der Krankheit zu tun hat, liegt es nahe, sich als kranken Menschen zu verstehen. Die Souveränität im Umgang mit Krankheit besteht dagegen darin, die Krankheit zwar als etwas zu akzeptieren, das einem Konturen gibt, ein biographisches Gewicht, dass man aber sein Selbstbewusstsein gerade in der Bewältigung von Krankheit ausbildet. Das wäre auf ethischem Gebiet, was wir allgemeiner durch die Formel bezeichnet haben: Es gibt gesunde Kranke. Die Souveränität besteht hier im besonderen darin, auch die Abhängigkeit und Hilfsbedürftigkeit, in die einen die Krankheit in Bezug auf die anderen bringt, gelassen hinzunehmen oder gar als Zuwendung zum anderen zu erfahren. Wir müssen darauf im Kapitel *Die Krankheit des Anderen* noch einmal zurückkommen.

Es dürfte nicht leicht sein, angesichts dauernder Belästigung durch die Krankheit oder gar dauernden Leidens die Souveränität gegenüber der Krankheit zu bewahren. So erwies sich auch unsere Frage *Betrachten Sie sich als einen kranken Menschen?* als besonders heikel. Nicht alle konnten zwischen *krank sein* und *ein kranker Mensch sein* unterscheiden; der Unterschied wurde von einem der Antwortenden so erklärt: «Man würde wohl jemanden als kranken Menschen bezeichnen, bei dem die Krankheit ihm dauerndes Leiden verursacht und krank zu sein in seiner Persönlichkeitsstruktur ein Moment ist.» (Prostatakrebs-Kranker, 65) Einige der Antwortenden fühlten sich durch die Frage offenbar herausgefordert, zu ihrer Krankheit zu stehen, so etwa wenn einer unserer Partner sich selbst ermahnt, nicht zu vergessen, dass er anderen eine

Last ist: «Ich bin ein kranker Mensch; ich versuche, mir hin und wieder klar zu machen, dass besonders meine Frau manchmal darunter leidet.» (Herzkranker, 66) Andere meinten, dass man schlicht durch die Tatsachen als kranker Mensch definiert werde. Sehr deutlich wird das bei einer Migräne-Kranken (73), wenn sie zugleich zum Ausdruck bringt, dass sie sich dagegen wehrt: «Ich möchte kein kranker Mensch sein, aber ich bin es wohl. Wenn man sein ganzes Leben immer krank war, ist man ein kranker Mensch.» Andererseits kann gerade die Anerkennung der Krankheit eine Strategie sein, sie vom eigenen Selbstverständnis fernzuhalten. So antwortete uns eine Arthrose-Kranke (68): «Nein ich verstehe mich nicht als kranken Menschen, es ist eine Frage der inneren Einstellung zur Krankheit, meine beherrscht mich (noch?) nicht.» Durch dieses *noch* zeigt die Kranke an, dass es eine Leistung ist, die Krankheit nicht in die Person und ihr Verständnis von sich eindringen zu lassen.

Selbstverantwortung

Dass die Sorge für den eigenen Leib eine ethische Frage ist, dürfte auch heute immer noch nicht den allgemeinen Auffassungen von Ethik entsprechen. Ethik ist nach allgemeinem Verständnis primär etwas, das die Beziehung zu den anderen Menschen regelt – und dafür ist dann auch die Ausbildung von Tugenden notwendig. Aber Tugenden im Umgang mit dem eigenen Körper? Interessant ist, dass Kant in beschränktem Maße solche Tugenden ins Auge fasst. Für Kant ist der Mensch wesentlich Person, und deshalb ist alles zu vermeiden, was seinen Status als Person gefährden oder zunichte machen könnte – das heißt für ihn: Völlerei, Onanie und Selbstmord. Der Leib kommt hier allerdings nur insoweit in den Blick, als er Träger der Person ist. Der Leib als solcher ist nicht Gegenstand der Selbstsorge. Wir müssen das heute anders sehen, wenn wir nämlich die menschliche Existenz nicht als eine Existenz mittels des Leibes, sondern als leibliche Existenz ansehen. Dem Menschen ist dann eine Mitverantwortung für seinen Gesundheitszustand zuzumuten.

Das scheint in einem gewissen Gegensatz zu unserer ersten ethischen Maxime zu stehen, dass man Krankheit als etwas, das einen trifft, hinnehmen solle. Biographisch löst sich dieser Widerspruch leicht auf. Denn alle schweren Krankheiten oder auch die Diagnose einer chronischen Krankheit führen zu einer Art Initiationserfahrung. Auf unsere Frage *Haben Sie sich von diesem Zeitpunkt an (*der Diagnose: schwere oder chronische Krankheit*) anders gesehen und wenn ja, wie?* haben wir eher Antworten erhalten, die den biographischen Einschnitt als solchen betrafen, etwa folgende: «Einsicht, anderes Lebensgefühl, vieles geht nicht mehr» (Patientin mit chronischer Bronchitis, Asthma, 68), oder folgende: «Die Endlichkeit des Lebens wurde mir deutlich. Es gab und gibt Dinge, die im Leben zu einem Abschluss kommen, von denen man sich verabschieden muss.» (Prostatakrebs-Kranker, 65) Bei einer Leberkranken (52) ist die Initiationserfahrung deutlich bezeichnet als «von heute auf morgen zu wissen, dass du nicht mehr einfach so drauf losleben kannst, sondern durch Einschränkungen wie eine bestimmte Diät, Verzicht auf alkoholische Getränke, dein Leben anders gestalten musst». Ganz ähnlich bezeichnete ein Kranker den Einschnitt durch die Einsicht, dass er ab sofort für seinen leiblichen Zustand Verantwortung übernehmen müsse:

> «Mir wurde bewusst, dass das Auftreten von Schmerzen auch von meinem eigenen Verhalten abhängt. Ich weiß also, dass ich mich mehr bewegen und für sportlichen Ausgleich sorgen muss, oder dass ich meine innere Einstellung zu Stress verändern muss. Außerdem macht mir die Erkrankung *körperlich* klar, dass ich älter werde und dass dies eben nicht *reifer werden* oder ähnliche Verklärungen bedeutet, sondern eben auch für Krankheit anfälliger zu werden und weniger leistungsfähig.

Mein Körper hat sich ins Bewusstsein gebracht und zwingt mich, ihn mitzudenken … Entweder ganz banal, nämlich wie ich mich bücke oder etwas Schweres aufhebe, aber auch im übertragenen Sinn, z. B. wie ich Arbeit begreife, wie ich mit Stress und Krisen umgehe, was Entspannung bedeutet usw.» (Patient mit chronischen Rückenschmerzen, Lumbago, ca. 35).

Dieser Interviewpartner macht ganz deutlich, dass er durch die krankheitsinduzierte Einsicht in seine Leibabhängigkeit zu einem sorgsamen Umgang mit seinem Körper, zu vorsorgenden Maßnahmen und zu einem risikobewussten Lebensmanagement geführt wurde. Was hier noch fehlt, ist eine Lebens- und Alltagsplanung, die die Erkenntnisse der Salutogenese (Schiffer, 2001) aufnimmt, nämlich die Erkenntnis gesundmachender Faktoren und Lebensbedingungen. Zwar kann man diese Erkenntnisse nicht ohne weiteres in Handlungsanweisungen umsetzen, vor allem weil sie sich mehr auf die gesundheitsfördernden Basisstrukturen der Person und ihrer Lebensbedingungen beziehen, aber man kann doch darüber nachdenken, was man zur Förderung von Lebensmut und Lebensfreude, von Vitalität und Initiative, von Entlastung und Muße für sich tun kann. Die Initiationserfahrung durch Krankheit kann gerade in Hinblick auf solche Faktoren zu einer radikalen Forderung des *Du musst Dein Leben ändern* werden. Mit der Änderung einzelner Lebensgewohnheiten und der Beachtung diätetischer Regeln könnte es, wenn man sonst in seinem Lebenstrott weitermacht, nicht getan sein. Verantwortung für sich selbst zu übernehmen kann unter Umständen auch so einschneidende Entscheidungen wie die für einen Berufswechsel oder für den Wechsel des gesellschaftlichen und geographischen Umfeldes verlangen.

Es wird dem Menschen durch den Einbruch irreversiblen Krankheitsgeschehens klar, dass ab jetzt die Sorge für sich als bewusste Diätetik zu seinem Lebensentwurf gehören muss. Natürlich kann man sagen, dass es schon immer so hätte sein müssen und dass deshalb die Erziehung zur gesunden Lebensführung und Krankheitsvorsorge ein elementarer Bestandteil von Erziehung überhaupt sein müsste. Wir stimmen dem zu. Man kann aber nicht an der Tatsache vorbeigehen, dass Gesundheitsberatung, Ernährungsberatung und Vorsorgeuntersuchungen in einem geradezu erschreckenden Maße nicht wahrgenommen werden (Gesundheitsbericht 1998). Es gehört offenbar eine gewisse persönliche Reife dazu, den eigenen Leib zum Gegenstand bewusster Selbstsorge zu machen. Dazu kommt man in der Regel erst, wenn man eigene Krankheitserfahrungen gemacht hat.

Zu diesen Erfahrungen gehört auch die Erkenntnis, dass die Möglichkeiten, Gesundheit selbst zum Programm zu machen, beschränkt sind. Die natürliche Unbekümmertheit, mit der man als Jugendlicher in den Tag hineingelebt hat, dürfte hinter einem liegen. Man weiß jetzt, dass Gesundheit und Krankheit auch von den Lebensbedingungen und von der Lebensführung abhängen, und man weiß nun auch, dass die Frage, ob man ein gesundes Leben führt oder nicht, davon abhängt, wie man seine Krankheiten bewältigt. Diese Bewältigung besteht geradezu darin, dass man nun Verantwortung für den eigenen leiblichen Zustand übernimmt.

Therapieentscheidungen

Mit Therapieentscheidungen wird es nun wirklich ernst. Es ist eine Illusion, zu glauben, dass es in der Abwägung alternativer Therapien nur um Vor- und Nachteile ginge. Wenn es so wäre, könnte man – wozu man als Patient ohnehin neigt – die Entscheidung getrost den Experten überlassen. Doch die Entscheidung für eine Therapie oder die Wahl zwischen verschiedenen Eingriffen ist in der Regel auch eine Entscheidung darüber, wie und als wer man leben will. Es ist interessant, dass die Fachleute erwägen, die durchschnittliche Zufriedenheit von Patienten nach einem Eingriff zu einem objektiven Kriterium für diesen oder jenen Typ von Eingriff zu machen (Herschbach, 2002). Das ist aber ein Kategorienfehler: Denn der Patient muss das, was mit ihm geschieht, in sein Selbstverständnis integrieren, und das könnte er gerade versäumen, wenn er sich die Entscheidung abnehmen lässt.

Die schwerste Entscheidung ist sicherlich die zwischen Lebensdauer und Lebensinhalt bzw. Lebensqualität. Natürlich geht es bei therapeutischen Maßnahmen im Falle von schweren Krankheiten um die Verlängerung des Lebens. Was man häufig euphemistisch als Lebensrettung bezeichnet, kann immer nur eine Lebensverlängerung sein. Deshalb stellt sich die Frage: um welchen Preis? Welche Verluste an Organen, Gliedern oder Lebensvollzügen ist man bereit hinzunehmen? Es stellt sich die Frage, wie das Leben aussieht, wenn es unter Bedingungen dauernder Therapien oder unter der Bedingung von Medikamenten und Apparaten geführt werden muss. Wir können hier keine allgemein gültigen Leitlinien für solche Entscheidungen formulieren, schon allein deshalb nicht, weil die betroffenen Kranken selbst entscheiden müssen, wie und unter welchen Bedingungen sie leben möchten. Doch es gilt darauf hinzuweisen, dass Therapien und Eingriffe sich gerade im Hinblick auf die Konsequenzen für die damit verbundene Lebensform unterscheiden. Deshalb kann die medizinische Prognose für den Patienten nicht das einzige Kriterium sein. Da sich die Heilungschancen oder die Überlebenschancen bei unterschiedlichen Therapien nur in Prozentzahlen ausdrücken lassen, aber in Bezug darauf, wie sie in den Körper eingreifen, ganz unvergleichlich sind, lassen sich häufig selbst unter rein medizinischen Gesichtspunkten keine eindeutigen Entscheidungen treffen. Wie und unter welchen Bedingungen der Kranke leben will, wird dann auch für die Ärzte entscheidend.

Unsere Darstellung mag den Eindruck erwecken, dass solche ernsten Fragen sich nur bei gravierenden Eingriffen, etwa bei der Entscheidung für oder gegen eine Transplantation oder

der Entscheidung zwischen einem chirurgischen Eingriff und einer Strahlentherapie bei Krebs, stellen. Das ist aber nicht der Fall. Vielmehr sind auch Therapieentscheidungen im Bereich *alltäglicher* Krankheiten und Beschwerden ernst, und zwar in dem Sinne, dass sie einen Einfluss auf die Lebensführung haben. Soll ich mich gegen diese oder jene Krankheit impfen lassen oder nicht? Soll ich gegen meine Schlaflosigkeit Tabletten nehmen oder es mit meditativen Übungen versuchen? Soll man bei jedem Infekt, um ihn schnell hinter sich zu bringen, Antibiotika anwenden? Das sind nicht Fragen der reinen Zweckmäßigkeit, sondern Fragen der Lebensführung.

Ernst wird es schließlich bei allem, was man durch eine Patientenverfügung regeln kann oder regeln sollte. Patientenverfügungen sind schriftlich festgehaltene Willenserklärungen, in denen jemand auf der Grundlage seiner Vorstellung von humanem Leben festlegt, was mit ihm oder ihr geschehen darf und was nicht, sollte er oder sie einmal nicht mehr in der Lage sein, sich dazu zu äußern. Es geht um Verfügungen für die Situation von Koma oder Ohnmacht, äußerster Schwächung oder Altersdebilität, und schließlich auch darum, was mit einem geschehen darf oder soll, wenn man tot ist – und zwar unabhängig von der Anwendung spezifischer Todeskriterien. Solche Verfügungen werden bisher noch in unzureichendem Maße getroffen. Das liegt nicht nur daran, dass die meisten Menschen den Gedanken an die Situationen, in denen sie relevant sein könnten, möglichst weit von sich schieben, sondern es liegt auch daran, dass sie nicht erkennen, in welchem Maße das medizinische System sie vereinnahmen und entmündigen kann. Es ist aber gerade deshalb notwendig, solche Verfügungen niederzulegen, um die eigene Integrität und Menschenwürde zu bewahren.

5. Kranke Frauen und kranke Männer

Sex und Gender

Der terminologische Unterschied von *Sex* und *Gender* ist im Zuge der Frauenbewegung eingeführt worden, die um die politische und gesellschaftliche Gleichberechtigung der Geschlechter und um die Chancengleichheit im Bildungssektor und im Berufsleben gekämpft hat. Es kam dabei darauf an, zu zeigen, dass die Differenz in der Lage, dem Verhalten und dem Erscheinungsbild der Geschlechter sich nicht auf eine Naturbasis, also auf das, was man dann das «biologische Geschlecht» (*Sex*) nannte, zurückführen lässt. Wenn diese Differenz vielmehr ein gesellschaftliches Produkt ist, dann lässt sie sich auch verändern. Um das gesellschaftlich und kulturell formierte Geschlecht vom biologischen deutlich zu unterscheiden, wurde der Terminus *Gender* eingeführt. Unter Gender versteht man die geschlechtsspezifische Ausprägung eines Menschen durch Erziehung und gesellschaftliche Erwartungen. Die unterschiedlichen Verhaltensweisen eines Menschen und das unterschiedliche Erscheinungsbild sind weitgehend kulturellen Faktoren geschuldet. Zugespitzt formuliert gilt, was Simone de Beauvoir seinerzeit schrieb: «Der Abgrund, der zwischen dem jungen Mädchen und dem jungen Mann liegt, ist seit der frühesten Kindheit im allgemeinen Einvernehmen gegraben worden. Später ist dann nicht mehr zu verhindern, dass die Frau das ist, wozu man sie *gemacht hat.*» (1992, S. 828) Man könnte sagen, dass die Transvestiten der Beweis für die objektive Realität der Unterscheidung von Sex und Gender sind: Sie sind Menschen, die qua gesellschaftliche Rolle ein anderes Geschlecht leben, als sie nach biologischen Kriterien haben.

Für unser Thema ist allerdings wichtig, dass sich in der Realität Sex und Gender nicht eindeutig trennen lassen. Einerseits knüpft die gesellschaftliche Ausprägung der Geschlechtscharaktere an die Gegebenheiten des biologischen Geschlechts an, andererseits dringt die kulturelle Formation des Geschlechts tief in die leibliche Existenz ein, so dass die unterschiedlichen Lebensformen der Geschlechter schließlich ihre Spuren im naturalen Bereich zeitigen. Dafür sind die unterschiedlichen Krankheitsschicksale der Hauptbeleg. Aber auch die unterschiedliche Ausprägung von männlichen und weiblichen Biographien zeigt die wechselseitige Durchdringung von naturalen und sozialen Faktoren.

Die unterschiedliche Prägung der Einstellung zu Gesundheit und Krankheit, allgemeiner: zum eigenen Körper, beginnt mit der Erziehung im Kindes- und Jugendalter. Wichtig sind bereits hier die Erwartungen der Anderen, vornehmlich der *peer-group*, aber dann auch die Erwartungen des anderen Geschlechts. Das wirkt sich vor allem im späteren Leben aus, wenn man in Sport und Beruf auf gewisse Rollen hin stilisiert wird und wenn man in erotischen Begegnungen einem bestimmten Charakterbild entsprechen soll.

Obgleich medizinisch gesehen Jungen als krankheitsanfälliger gelten, wird Mädchen eher Empfindlichkeit und Schwäche zugestanden. Jungen werden dazu erzogen, tapfer zu sein und über leibliche Unpässlichkeiten hinwegzusehen. Mädchen werden mit der Pubertät in ein Leben einsozialisiert, zu dem ärztliche Betreuung wie selbstverständlich dazugehört. Es gibt in unseren Breiten wohl kaum eine Jugendliche mehr, die nicht um diese Zeit zum ersten Mal zum Gynäkologen geführt wird – und sei es auch nur zur Klärung von Verhütungsfragen. Im Zuge der Aufklärung über sexuelle Fragen lernen Mädchen in der Regel auch anatomische Verhältnisse kennen und gewinnen zumindest ein rudimentäres Verständnis von Vorgängen, die mit der Monatsregel, mit fruchtbaren Tagen und mit Geschlechtshormonen zu tun haben.

Auch für Jungen ist der Eintritt der Geschlechtreife ein dramatisches Geschehen, es führt aber nicht in vergleichbarer Weise zu einer Beschäftigung mit dem eigenen Körper, und es wird nicht zum Anlass eines Kontaktes zum medizinischen System. Dasselbe Verhältnis ergibt sich zwischen den Geschlechtern dann noch einmal zu Beginn der Altersphase. Für die Frauen ist das Klimakterium im Hinblick auf die leibliche Erfahrung eine dramatische Periode, die sie fast unausweichlich zum Arzt führt und die manchmal auch als Quasi-Krankheit gelebt wird. Beim Mann ist das Schwinden der Potenz und die zugrunde liegende Hormonumstellung ein gradueller Prozess, der kaum zu einem Einschnitt in der Biographie führt.

So ist die weibliche Biographie durch biologische Geschehnisse gegliedert, die aber in der Weise, wie sie erlebt werden, kulturell geprägt sind, und zwar in der westlichen Kultur wesentlich durch medizinische *rites des passages*. Beim Mann, dessen Biographie weniger eine naturale Gliederung hat, ist jedoch das dominante Selbstverständnis wesentlich als eine kulturelle Ausgestaltung von Potenz zu verstehen. Männlich sein heißt aktiv und kreativ sein. Die Frauenbewegung hat ein entsprechendes weibliches Selbstverständnis, das eine kulturelle Ausgestaltung ihrer Gebärfähigkeit war – Empfänglichkeit, Hingabe, Fürsorge galten als die Grundqualitäten der Weiblichkeit –, weitgehend destruiert. Gleichwohl ist das weibliche Geschlecht im Sinne von Gender immer noch durch solche Vorstellungen geprägt. Bei Männern wie bei Frauen hat das Genderverständnis, mit dem sie sich arrangieren müssen, einen Einfluss auf ihr Leibverhältnis und damit auf ihr Verständnis von Krankheit und Gesundheit.

Gender und Krankheit

Es ist erstaunlich, dass eine so grundlegende Tatsache wie der Unterschied der Geschlechter in der Gesundheitsforschung und in der Medizin bis vor kurzem keine Rolle gespielt hat.

Schon bei einfachen Krankheiten könnte es im Verlauf einen Unterschied ausmachen, ob der Patient ein Mann ist oder eine Frau, wie viel mehr bei Krankheiten, die zentrale Organe oder den Gesamtorganismus, etwa das hormonelle System, betreffen. So weiß man etwa, dass sich ein Herzinfarkt bei Frauen ganz anders ankündigt als bei Männern. Hier ist die Medizin immer in Gefahr, sich in Bezug auf Erscheinungsbild und Verlauf an dem Geschlecht zu orientieren, bei dem die Krankheit vornehmlich auftritt – also beim Herzinfarkt am männlichen. Eine Differenzierung der Krankheiten nach Geschlechtern ist bisher nur dort durchgeführt worden, wo sie auf Grund von anatomischen oder physiologischen Gegebenheiten überhaupt nur bei einem Geschlecht auftreten können, etwa das Mammakarzinom und Prostatakrebs. Wir müssen aber auch mit unterschiedlichen Krankheiten bzw. Krankheitsverläufen rechnen, die nicht vom biologischen Geschlecht abhängen, sondern vom *Gender*.

Krankheitsbegriffe nach Geschlechtern zu differenzieren liegt schon deshalb nahe, weil Krankheiten in ihrem Verlauf keineswegs nur durch anatomische Gegebenheiten bestimmt sind, sondern auch durch das Verhalten des Kranken oder der Kranken zu seiner oder ihrer Krankheit bzw. die geschlechtsspezifischen Erwartungen, die die Umwelt an sie richtet. Hier spielt nicht so sehr das biologische Geschlecht eine Rolle als vielmehr das gesellschaftlich und kulturell ausgeprägte. Über all das weiß man bisher wissenschaftlich viel zu wenig, so dass man auf seine Alltagserfahrungen angewiesen bleibt. Man begibt sich damit allerdings auf ein heikles Gebiet, weil man immer zugleich Wahrnehmender und Betroffener ist und das Thema *Krankheit* bzw. *Leiden an der Krankheit* immer einen Streitpunkt zwischen den Geschlechtern darstellt.

Mortalität und Morbidität

Über die Interpretation der geschlechtsspezifischen Daten der Gesundheits- und Sterblichkeitsstatistik ist viel diskutiert worden. Es geht dabei um die jeweilige Lebenserwartung oder Sterblichkeit, also die Mortalität einerseits, und um die Wahrscheinlichkeit, von bestimmten Krankheiten heimgesucht zu werden, also die Morbidität andererseits. Diese Daten werden immer wieder unter dem Gesichtspunkt, wer es besser oder schlechter hat, gelesen. Wir sind dagegen der Meinung, dass diese Lesart mit einem abstrakten Gleichheitsbegriff arbeitet und dass es vielmehr darauf ankommt, die durch Krankheit und Gesundheit unterschiedlich geprägten Biographien von Männern und Frauen ins Auge zu fassen.

Die Grundaussage der Gesundheits- und Sterblichkeitsstatistik ist, dass männliche Neugeborene eine geringere Lebenserwartung haben als weibliche und Frauen im Leben durchschnittlich weniger krankheitsfreie Zeiten haben als Männer, eine geringere *health expectancy*, wie man auch sagt (Hurrelmann/Kolip, 2002, S. 18). Wir drücken uns hier so vorsichtig aus, um gleich im Ansatz zu verhindern, dass man diese beiden statistischen Aussagen gegeneinander verrechnet. Wir werden allerdings gleich sehen, dass in beide Statistiken eingeht, was uns hier interessiert, nämlich das unterschiedliche Verhalten zu Krankheit und Gesundheit.

Der Eindruck, dass Männer eine geringere Lebenserwartung haben, muss zunächst durch die Tatsache der höheren Säuglingssterblichkeit modifiziert werden (ebd., S. 191). Trotzdem bleibt eine Differenz, und die wird in der Regel auf genderspezifische Verhaltensweisen zurückgeführt, also nicht auf genetische oder sonstige biologische Faktoren. Das heißt: Es ist das rollenspezifische Verhalten, das dazu führt, dass Männer im Durchschnitt kürzer leben. Die Männerrolle bringt in der Regel riskantere Lebensweisen mit sich, und dabei ist nicht nur an den Krieg, sondern ebenso an Arbeit, Sport und Freizeit zu denken. Männer sind öfter von Arbeitsunfällen und Berufskrankheiten, von Auto- und Sportunfällen betroffen, und schließlich ist wegen des Rauchens Lungenkrebs unter den Männern deutlich weiter verbreitet. Ferner spielt eine bedeutende Rolle, dass Männer auch in ihrem Ernährungsverhalten im Durchschnitt viel unvernünftiger sind als Frauen. So gibt es insbesondere bei Menschen jenseits der Lebensmitte deutlich mehr übergewichtige Männer als Frauen. Schließlich ist der Alkoholmissbrauch unter Männern häufiger, und damit sind es auch die entsprechenden Leberschäden.

Dieses Bild muss allerdings im zwei Hinsichten korrigiert werden. Erstens ist damit nur der Ist-Zustand zu einem bestimmten Zeitpunkt angesprochen und nicht der statistische Trend. Wenn man also sagt, dass die Lebenserwartung im Jahre 2002 für Männer deutlich unter der der Frauen liegt – nämlich 74,4 Jahre für männliche Neugeborene und 80,6 Jahre für weibliche –, dann muss man hinzufügen, dass diese Differenz von Jahr zu Jahr geringer wird. Als Grund dafür wird angegeben, dass Frauen in Lebenssituationen geraten und Verhaltensweisen annehmen, die vorher den Männern vorbehalten waren. Als zweites muss hinzugefügt werden, dass das weibliche Leben, wie es traditionell verlief und heute noch oft verläuft, Risikofaktoren eigener Art bereithält. So gab es in früheren Zeiten eine hohe Sterblichkeitsrate im Zusammenhang mit der Geburt. Ferner ist der Medikamentenmissbrauch bei Frauen höher als bei Männern. Die fast durchgängige hormonelle Steuerung durch Antikonzeptiva und später, im Klimakterium, durch substituierende Sexualhormone ist ein Phänomen, das wegen der allgemeinen, auch wissenschaftlichen Akzeptanz bisher nicht als Risiko galt, sich aber inzwischen als solches erwiesen hat.

Aus alledem folgt, dass das Geschlecht im Hinblick auf Gesundheit und Krankheit keineswegs als Schicksal angesehen werden darf. Vielmehr hängt sehr viel vom rollenspezifischen

Verhalten von Männern und Frauen ab. Deshalb lohnt es sich, gerade unter dem Aspekt, wie das eigene Leben durch Krankheit und Gesundheit geprägt werden kann, das Rollenverhalten zu problematisieren.

Krankheit und Alter

Die Geschlechtsbiographien von Männern und Frauen unterscheiden sich erheblich, ja man kann geradezu sagen, dass sie die entscheidende Geschlechterdifferenz ausmachen, weil sich in der Lebensgestalt Sex und Gender am innigsten verschränken. Wir wollen nicht auf diese unterschiedlichen Biographietypen im Ganzen eingehen, weil wir in diesem Buch nach Krankheit und ihrer Bewältigung fragen. Unter diesem Gesichtspunkt tritt das Alter als besondere Lebensphase hervor, weil sie in hohem Maße durch Krankheit geprägt ist. Ja, man kann geradezu sagen, dass in der Regel das Alter darin besteht, dass man sich von Stufe zu Stufe, und das heißt von Krankheit zu Krankheit, dem Tode nähert. Im Alter kann die Krankheit zum wesentlichen Lebensinhalt und zur prägenden Lebensform werden. Natürlich, das muss nicht so sein, und doch hängt von der Frage, wie man mit der *Krankheit zum Tode* (Kierkegaard) umgeht, ab, was das Alter als Lebensphase für den einzelnen ist.

Der Beginn des Alters wird individuell erfahren, meistens durch ein Gleiten, bei dem man nur gelegentlich feststellt, dass man gealtert ist, manchmal auch durch einen Ruck. Objektiv kann man die Lebensphase des Alters aus zwei Perspektiven bestimmen, entweder vom körperlichen Geschehen oder vom gesellschaftlichen Leben her. Vom körperlichen Geschehen her wird der Eintritt ins Alter durch die hormonelle Umstellung bestimmt – und das erleben vor allem die Frauen. Vom gesellschaftlichen Geschehen her wird der Eintritt ins Alter durch die Beendigung der Beruftätigkeit bestimmt – und das betrifft eher die Männer als die Frauen. Letzteres liegt nicht so sehr daran, dass mehr Männer als Frauen berufstätig sind und weniger Männer als Frauen in Teilzeitbeschäftigungen, sondern daran, dass die Frauen die Erfahrung des Alterns, biologisch bedingt, schon in den späten fünfziger Jahren gemacht haben und daher den Übergang ins Rentenalter nicht mehr als das für das Altern signifikante Ereignis erleben.

Die Bewältigung des Alterns stellt Männer und Frauen vor diesem Hintergrund vor unterschiedliche Aufgaben. Für beide mag das Altern mit einer narzisstischen Kränkung zu tun haben. Für die Frauen besteht diese aber wesentlich in der Gestaltveränderung und in den Einbußen an ihrem Aussehen, die sie hinnehmen müssen. Für die Männer dagegen ist es vor allem das Schwinden ihrer Leistungsfähigkeit. Für beide mag es ferner der Verlust von Aufgaben – und damit gesellschaftlicher Interaktion – sein, was sie zu verarbeiten haben. Für beide gibt es durchaus unterschiedliche Möglichkeiten, sich im Alter Aufgaben zu suchen. Sich darum zu kümmern ist eine wichtige Strategie der Krankheitsbewältigung im Alter, weil nämlich solche Aufgaben im Alter verhindern können, dass Krankheit zum wesentlichen Lebensinhalt wird. Den Möglichkeiten, die Frauen und Männer hier jeweils haben, wollen wir jedoch nicht weiter nachgehen.

Für unsere Fragestellung ist es wichtiger, den Zusammenhang von Altern und Krankheit selbst zu betrachten. Man kann das Altern durch biologisch-physiologische Veränderungen auch als einen nicht-pathologischen Vorgang charakterisieren. Zu solchen Veränderungen gehören: «… ein zunehmender Blutdruck, eine erhöhte Cholesterinkonzentration im Blut, eine verminderte Glukosetoleranz, eine Abnahme der Muskelfasern und Kapillaren bei gleichzeitiger Zunahme des Bindegewebes …» (Hurrelmann/Kolip, 2002). Man sieht schon an einer solchen Liste, die wir hier nur verkürzt wiedergegeben haben, dass die *natürlichen* Alterungsvorgänge auch der Grund für erhöhte Krankheitsanfälligkeit sind. Um nur zu nennen, was bereits aus dieser Liste folgt: Herz-Kreislauf-Probleme, Altersdiabetes, Arthritis, Probleme mit den Gelenken. Für den Betroffenen ist beides – *natürliches* Altern und altersbedingte Krankheiten – kaum zu unterscheiden. Daraus ergibt sich für die Krankheitsbewältigung im Alter ein ambivalentes Problem. Auf der einen Seite kann der alternde Mensch seine Krankheiten *versöhnt* hinnehmen, weil sie eben zum Alter gehören, auf der anderen Seite könnte die Krankheitsbewältigung aber gerade darin bestehen, die Gleichung von Alter und Krankheit nicht zu akzeptieren. Die erste Möglichkeit war offenbar die traditionelle: Alter wurde als Gebrechlichkeit verstanden, die Alten wurden aufs Altenteil geschickt, es wurde ihnen eine zwar ehrenvolle, aber doch verabschiedende Funktion zugewiesen. Heute dagegen spricht die gesellschaftliche Lage für die zweite Möglichkeit. Alter ist, gleich ob man es mit 55 oder mit 65 Jahren beginnen lässt, nicht einfach mehr eine Zeit des Abschieds, sondern eine recht lange Lebensphase, die ihr eigenes Gewicht erhalten sollte. Dabei geht es nicht nur darum, der Altersphase einen Inhalt zu geben – durch die Sorge für Enkelkinder, durch politische und ehrenamtliche Tätigkeit und Ähnliches –, sondern um die Entwicklung einer spezifischen, altersgemäßen Lebensweise. Die Differenz von Alter und Krankheit aufrechtzuerhalten erfordert paradoxerweise, sich gerade auf den Prozess des natürlichen Alterns einzustellen, also mit Schwächen zu rechnen, mehr auf den Leib zu hören, diätetische Regeln einzuhalten, sich mehr Erholungszeiten zu gönnen, Stress zu vermeiden. Dabei kann man durchaus auch die Hilfen der Gerontologie in Anspruch nehmen. Das Entscheidende ist aber: gerade nicht so weiterzumachen wie bisher – obgleich man sich einen *Altersberuf* suchen sollte. Zu akzeptieren, dass man altert, und sich in seinem Lebensstil darauf einzustellen, kann einen davor bewahren, dass das Alter zur Krankheit wird.

Um abschließend noch dieses zu sagen und damit die Forderung nach einem Altersberuf einzuschränken: Das Alter ist auch die Chance, endlich Zeit zu haben, sich um sich selbst zu kümmern. Das Alter könnte so zur Phase der Selbstkultivierung werden. Eine unserer Interviewpartnerinnen schrieb uns: «Eigentlich habe ich die Vorstellung, dass ich immer noch daran arbeiten könnte, mich zu der zu entwickeln, die ich sein möchte, im Idealfall im Moment des Todes *fertig* zu sein.» (Arthrose-Kranke, 68)

Unterschiede im Verhalten zum eigenen Körper

Wenn wir im Folgenden davon ausgehen, dass die Geschlechter ein unterschiedliches Verhalten zum eigenen Körper zeigen, dann auch hier unter dem Gesichtspunkt, dass das keineswegs so sein muss, und unter dem Vorbehalt, dass auch gegenläufige Trends zu beobachten sind. Aber aufs Ganze gesehen ist festzustellen, dass Frauen eine größere Aufmerksamkeit auf ihre leiblichen Befindlichkeiten haben; sie kennen sich besser mit ihrem Körper aus, und sie kümmern sich mehr um Körperpflege – sei es kosmetisch oder hygienisch. Vor diesem Hintergrund wird auch verständlich, dass Frauen häufiger zum Arzt gehen und die Leistungen des medizinischen Systems bereitwilliger in Anspruch nehmen. Auch das Angebot von Vorsorgeuntersuchungen wird von Frauen mehr in Anspruch genommen, wenngleich absolut gesehen auch hier die geringe Rate zu beklagen ist (Gesundheitsbericht für Deutschland, 1998, S. 394). Schließlich führt dieses Verhalten und das größere Interesse am Thema *Krankheit und Gesundheit* zu einem breiteren Wissen der Frauen auf diesem Gebiet. Dadurch fällt den Frauen in der Familie in den meisten Fällen noch immer die Rolle des Laienarztes und die häusliche Krankenpflege zu.

Die größere Aufmerksamkeit für den Körper, die sich bei Frauen konstatieren lässt, hat sicherlich nicht nur damit zu tun, dass ihnen gesellschaftlich die Rolle des schönen Geschlechts zugeschrieben wird, sondern auch damit, dass der Körper sich ihnen immer wieder von selbst aufdrängt. Das statistische Faktum der höheren Morbidität von Frauen lässt sich zum Teil aus dieser erhöhten Aufmerksamkeit auf leibliches Geschehen zurück führen. Frauen gehen eher bei bedrohlichen Signalen zum Arzt als Männer und haben deshalb auch eher die Chance, dass Krankheiten im Frühstadium diagnostiziert und behandelt werden. Deshalb werden Frauen häufiger stationär im Krankhaus behandelt als Männer, dafür aber sind die Krankenhausaufenthalte der Männer im Durchschnitt länger. Entsprechend ist auch das Verhalten der Männer zu ihrem Leib, zu Krankheit und Gesundheit, gender-spezifisch, also durch ein *männliches* Profil geprägt. Das heißt: Ihr Verhalten zum Körper ist instrumentell, und sie gehen häufig über leibliche Regungen hinweg. Die Aufmerksamkeit, die sie ihrem Körper schenken, ist eher sportlicher Art, hinzu kommen allerdings in letzter Zeit zunehmend Kosmetik und Bodybuilding. Das heißt aber keineswegs, dass sie sich damit mehr auf den Leib und seine Befindlichkeiten einließen. Im Gegenteil führt auch das über Doping und Anabolikamissbrauch zu einer verschärften Instrumentalisierung. Gesundheitsschädigendes Verhalten wie Rauchen und Trinken, Essen von rohem Fleisch und ungeschützte Sexualität kann geradezu in manchen Kreisen als besonders männlich gelten, ebenso wie die Vernachlässigung allgemeiner Gesundheits- und Hygieneregeln (Hurrelmann/Kolip, 2002, S. 22f.). Allerdings spielt auch ein gesellschaftlicher Faktor eine bedeutende Rolle: Etwa 80,6 Prozent der Männer im erwerbsfähigen Alter sind in Berufsarbeit integriert, aber nur etwa 65 Prozent der Frauen. Von diesen sind etwa 50 Prozent in Teilzeitarbeitsverhältnissen, aber nur 0,6 Prozent der arbeitenden Männer (Mikrozensus 2002). Es ist klar, dass sich viele, insbesondere unter dem Druck, den die hohe Arbeitslosigkeit erzeugt, gezwungen sehen, über schlechtes Befinden und kleinere Krankheiten hinwegzugehen.

Ein Unterschied, der sich in den Krankheitsstatistiken ausdrückt, aber seine Ursachen in einem unterschiedlichen

Selbstverhältnis der Geschlechter hat, ist noch zu nennen: Frauen werden viel häufiger wegen psychosomatischer Leiden behandelt, während umgekehrt Männer dazu neigen, ihr Leiden als bloß somatisch einzuschätzen und dadurch von sich fern zu halten.

Mit Beschwerden leben

Nach allem, was wir bisher über das unterschiedliche Verhalten von Männern und Frauen zum Bereich des Leiblichen, zu Krankheit und Gesundheit gesagt haben, können wir davon ausgehen, dass Frauen der Grundthese unseres Buches, dass Krankheit zum normalen Leben gehört und nicht eine Unterbrechung des normalen Lebens darstellt, näher stehen. Es liegt uns fern, daraus eine Bewertung abzuleiten, da die durchschnittliche männliche Haltung zur Krankheit, nämlich Distanzieren und Objektivieren, durchaus eine plausible Bewältigungsstrategie darstellt. Ebenso wenig werden wir die größere statistische Morbidität der Frauen gegen die größere statistische Mortalität der Männer verrechnen. Dagegen empfehlen wir, dass jede und jeder sich überlegt, was er vom jeweils anderen Geschlecht lernen kann.

Dass den Frauen die These, Krankheit gehöre zum normalen Leben, näher liegt, hängt wahrscheinlich damit zusammen, dass sie im Zusammenhang mit der Menstruation darin eingeübt sind, leibliche Beschwerden im Alltag zu bewältigen und in ihren Lebensvollzug zu integrieren. Freilich können wir dies auch nur mit Vorbehalt behaupten, weil es einen ziemlich starken Trend zur Medikalisierung solcher Beschwerden – etwa als PMS (prämenstruelles Syndrom) – gibt. Aber auch das ist eine Bewältigungsform und ändert nichts an der Grunderfahrung: Leibliche Beschwerden und Krankheiten gehören zum normalen Leben. Entsprechendes folgt aus der Erfahrung von Schwangerschaft und Geburt für die Grundeinstellung gegenüber leiblichen Beschwerden. Natürlich gibt es auch Frauen, die unter diesen Beschwerden einfach leiden – das hängt offenbar sehr von der Einstellung zur Schwangerschaft und zur Perspektive eines Lebens mit Kindern ab –, aber man kann doch sagen: Schwangerschaft und Geburt können die einzigartige Erfahrung sein, leibliche Beschwerden *freudig* zu ertragen. Es ergibt sich aus alledem eine fundamentale Differenz zwischen Männern und Frauen in Bezug auf die Einstellung zu leiblichen Beschwerden. Diese Differenz prägte sich auch in einzelnen Äußerungen unserer Interviewpartner aus, obgleich wir sie nicht eigens danach gefragt haben.

Es war insbesondere unsere Frage, wie sich die Kranken selber sehen und ob sie die Krankheit von ihrem Selbstverständnis fern halten können, die hier charakteristische Unterschiede zwischen Männern und Frauen zu Tage brachte. So antwortete uns beispielsweise eine durch Kinderlähmung geschädigte Patientin: «Ich halte meine Behinderung nicht von meinem Selbstverständnis fern, habe vielmehr gelernt, sie in mein Leben zu integrieren. So gehe ich seit einigen Jahren ganz fröhlich damit um, dass der Gehstock mein Wahrzeichen geworden ist.» (Patientin mit Kinderlähmung, 69) Eine Arthrose-Kranke antwortete auf dieselbe Frage: « Die Liebe zu Angehörigen und Freunden stellt mir Aufgaben, deren Erfüllung von der Krankheit nicht beeinträchtigt wird.» Dagegen zwei Äußerungen von Männern: Sie versuchen im Allgemeinen, die Krankheit von ihrem Selbstverständnis fernzuhalten: «durch Verdrängen, gelingt nur teilweise» (Prostatakrebs-Kranker, 69); «indem ich so wenig wie irgend möglich hypochondrisch in mich *hineinhorche*» (Herzkranker, Bypassoperationen, ca. 65).

Die Einübung in die Bewältigung leiblicher Beschwerden, die für Frauen einen natürlichen Anlass hat, kann sich aber auch an anderen alltäglichen Ereignissen vollziehen. Die Kompetenzen, mit der Krankheit leben zu können, die mit dem Alter im Grunde jeder Mensch entwickelt haben sollte, können auch an alltäglichen und leichten Beschwerden eingeübt werden. Wie geht man mit Kopfschmerzen um, wie mit Schlaflosigkeit, Rückenschmerzen, Verspannungen? Im jugendlichen Gesundheitsbewusstsein wird man immer dazu neigen, solche Beschwerden zu bagatellisieren, und deshalb wird dann die Antwort sein: *Sie nicht ernst nehmen*. Aber genau das sollte man tun. Und zwar nicht nur, weil sie Anzeichen dafür sein können, dass sich langfristig für den Betroffenen tatsächlich ein Krankheitsproblem abzeichnet, sondern weil in solchen Beschwerden etwas Grundsätzliches erfahren werden kann, nämlich, wie der Philosoph Martin Heidegger sagt, der *Lastcharakter des Daseins*. Genau darum geht es in der Krankheitsbewältigung: das Dasein in seinem Lastcharakter zu akzeptieren.

Bisher haben wir nur das Augenmerk darauf gerichtet, was Männern und Frauen jeweils gesellschaftlich zugemutet wird. Das Geschlecht im Sinne von Gender wird aber auch jeweils relativ zum Partner des anderen Geschlechts erfahren bzw. ausgebildet. Das gilt vor allem für das Leben in kleinen Gruppen, besonders in der Familie. Der Umgang mit leiblichen Beschwerden und Krankheiten ist hier jeweils ein Teil des Verhaltens zum anderen Geschlecht. Das darf nicht unterschätzt werden: Leibliche Beschwerden und Krankheiten sind Fakten in der psychischen Ökonomie einer Familie oder im Geschlechtsrollenspiel, als welches sich das Familienleben formiert. So ist es gleichsam *natürlich*, dass im Krankheitsfalle der Frau oder der Mutter die Pflegerolle zufällt. Das hat allerdings zur Folge, dass sie nicht ebenso selbstverständlich von anderen in der Familie die Pflegehaltung abrufen kann. Daraus ergeben sich wieder Konsequenzen für die jeweilige Einstellung zu eigener Krankheit. Der Mann, der im Berufsleben eher gewohnt ist, leibliche Beschwerden oder gar Krankheit zu leugnen oder zu verdrängen, kann im Familienleben die geradezu sprichwörtlich gewordene Wehleidigkeit zeigen. Die Krankheit gibt dem Mann gewissermaßen die Gelegenheit, von seiner üblichen Rolle, von Stärke und Autonomie, Urlaub zu nehmen. Umgekehrt sind Frauen, von denen wir schon aus den statistischen Daten wissen, dass sie mehr und schon bei kleineren Beschwerden professionelle Hilfe in Anspruch nehmen, gezwungen, im Familienleben ihre Beschwerden allein zu tragen und wegzustecken. Das soll nicht heißen, dass Männer nicht unter Umständen auch gute Krankenpfleger sein können, aber die normale männliche Reaktion auf Krankheit in der Familie besteht eher in organisatorischen Maßnahmen. Für die häusliche Reaktion auf Krankheiten und Pflege fehlen ihnen in der Regel auch die nötigen allgemein-medizinischen Kenntnisse über Hausmittel, über traditionelle Therapie- und Pflegemaßnahmen. Auch hier gilt: Das sind Verhältnisse, die nicht notwendig so sein müssen. Vielmehr könnte der Umgang mit Krankheit und Gesundheit, nämlich die Sorge um sich selbst und den anderen, als elementare Kulturtechnik erlernt werden wie Lesen und Schreiben. Dem Einzelnen steht natürlich immer auch die Möglichkeit offen, sich aus Einsicht anders zu entwickeln als es ihm durch das herrschende Geschlechtsrollenverständnis nahegelegt wird.

Compliance

In unseren Interviews ist uns bei Männern mehrfach eine Haltung begegnet, nach der für sie Krankheitsbewältigung in einer Art Krankheitsmanagement besteht. So schrieb uns ein Kranker, der nach einer schweren Darmkrebsoperation weiterhin mit Krebs in seinem Körper rechnen muss: «Ich lebe mit meiner Krankheit, ich beobachte sie und will sie kontrollieren.» (Darmkrebs-Patient, 65) Diese unter Männern verbreitete Grundhaltung steht in einem merkwürdigen Kontrast zu der Tatsache, dass statistisch gesehen die sogenannte Compliance bei Männern schlechter ist als bei Frauen. Unter *Compliance* versteht man die Bereitschaft des Patienten, sich auf eine Therapie einzulassen und die Anordnungen des Arztes pünktlich und regelmäßig auszuführen. Dazu gehört die Einnahme von Medikamenten, aber auch die Durchführung von Übungen und die Einhaltung von Diätregeln. Compliance ist ein allgemeines Problem, und man könnte geradezu sagen, dass die Ärzte und Therapeuten hier gewissermaßen gegen Watte kämpfen: Ihr Reden und ihr Handeln verlieren sich in der Unbestimmtheit des Alltagslebens. Ganz besonders problematisch ist die Lage der Krankengymnastik. Die Krankengymnastinnen verstehen ihre Tätigkeit in der Regel eher als eine Art Unterricht: Sie leiten die Patienten zu gewissen Übungen an, die sie dann regelmäßig zu Hause ausführen sollten. Die Patienten aber finden im Termingedränge des Alltags gar keine Zeit für Derartiges, und sie verstehen unter Krankengymnastik eigentlich das, was mit ihnen in der Praxis geschieht. Sicherlich ist das auch immer eine Frage der Prioritäten. Doch in der Regel sind die Patienten froh, wenn sie die Therapie zu den von den Therapeuten festgelegten Zeiten außer Haus erledigen können.

Mit der Compliance steht es, wie gesagt, bei Männern besonders schlecht. Das hängt mit ihrer Grundhaltung zum Leben und zur Krankheit zusammen. Sie fühlen sich wohl, wenn sie die gewohnten Leistungen erbringen können. So schrieb uns einer unserer Partner, der zwei Bypass-Operationen hinter sich hatte, dass er seine Krankheit am besten von seinem Selbstbewusstsein fernhalten könne, wenn er Tennis spiele. «Größte Entspannung sehe ich im Tennis. Im Spiel denke ich nicht an die Krankheit, außer bei akuten Problemen.» (Herzkranker, 66) Wie dieser Patient sich gesund fühlt, wenn er Tennis spielen kann, so schreibt uns ein anderer auf unsere Frage, ob er sich selbst auf Grund der Krankheit anders sieht als früher: «Ja, weniger leistungsstark, fühle mich Anforderungen, die von außen an mich herangetragen werden, nicht mehr in gleicher Weise wie früher gewachsen. Mangel an Initiative.» (Prostatakrebs-Kranker, 69)

Bei Männern heißt sich gesund zu fühlen in der Regel, sich

leistungsstark zu fühlen. Deshalb sind sie auch durchaus bereit, alles zu tun, was nötig ist, damit das der Fall ist. Diese Haltung ist sicherlich schon als solche gesundheitsfördernd: Sie mobilisiert innere Kräfte. Doch einerseits kann sie dazu führen, dass Männer sich sowohl im Beruf als auch im Sport zu einem Zeitpunkt wieder Leistungen zumuten, wo das therapeutisch noch nicht ratsam erscheint. Für sie ist das aber eine Frage des Sich-Gut-Fühlens und des Selbstbewusstseins: Ich kann das jetzt wieder. Auf der anderen Seite führt diese Haltung dazu, dass die Männer mit der wachsenden Leistungskraft und schwindendem Leidensdruck nur allzu leicht die verordneten therapeutischen Maßnahmen vernachlässigen. Es fehlt hier einfach das Bewusstsein, dass der leibliche Bereich auf Dauer, d. h. auch unabhängig vom aktuellen Befinden, einer gewissen Selbstsorge bedarf.

Gerade in dieser Hinsicht findet man bei Frauen im allgemeinen eine andere Einstellung. Wir haben schon darauf hingewiesen, dass sie wegen der Monatsregel darin eingeübt sind, leibliche Beschwerden als etwas Normales zu bewältigen und sie in ihren Alltag zu integrieren. Aber das ist nur ein kleiner Ausschnitt aus dem breiten Spektrum leiblicher Selbstsorge, das man bei den Frauen findet. Zu denken ist ferner an die alltägliche Kosmetik und Körperhygiene und außerdem daran, dass die meisten Frauen ein ausgeprägtes Ernährungsbewusstsein haben. Selbst wenn es dabei zunächst nur um die Frage, was dick macht und was nicht, geht, so ist hier doch die Grundlage zu einer Einstellung vorhanden, in der Ernährung unter dem Gesichtspunkt von Gesundheit verstanden wird. Kurzum: Frauen sind ohnehin in der Regel in leibliche Selbstsorge eingeübt und deshalb auch besser als Männer darauf vorbereitet, bestimmte therapeutische Maßnahmen in das Programm täglicher Selbstsorge einzubauen. Sie sind deshalb ihren Therapeuten und Therapeutinnen treuer und in der Ausführung von Übungen und der Einnahme von Medikamenten zuverlässiger. Sicherlich gibt es hier auch eine große Bandbreite individueller Unterschiede, und von Seiten der Medizin wie auch volkswirtschaftlich gesehen ist auch bei Frauen die Compliance nicht so, wie sie sein sollte.

Im Vergleich zu Männern findet sich bei Frauen eher die Bereitschaft, sich leiblich einmal etwas Gutes zu tun. Wie stark das zur Bewältigung von Krankheit beiträgt, zeigt das Buch von Anette Rexrodt von Fircks ... *und flüstere mir vom Leben. Wie ich den Krebs überwand*, in dem sie schreibt: «... vor allem müssen wir dafür Sorge tragen, dass wir uns freuen können, und zwar jeden Tag. Dann werden wir zum Täter der eigenen Gesundheit ... und vielleicht auch gesund.» (S. 190f.) Freilich muss man hier einen Unterschied machen zu Ausflügen ins Unvernünftige, wie sie sich Kranke, die eine sehr strenge diätetische Disziplin halten müssen und in ein Netz von therapeutischen Maßnahmen eingespannt sind, gelegentlich leisten. Solche Ausflüge mögen das Freiheitsbewusstsein des Patienten stärken, das Bewusstsein, dass sie nicht ganz und gar Sklave ihrer Krankheit geworden sind. Das nimmt ihnen aber nicht das Unvernünftige. *Sich etwas Gutes leisten* kann hier eben doch heißen, sich zu schaden.

Davon zu unterscheiden sind solche wohltuenden Handlungen, die heute unter dem Stichwort *Wellness* zusammengefasst werden. Es handelt sich hier um eine Art Luxus auf Zeit, Kurzkuren mit Bädern, Massagen, Spaziergängen und gegebenenfalls Schönheitsprogramm, die in der Tat eine entlastende und gesundheitsfördernde Funktion haben innerhalb eines Lebens, das häufig durch Termindruck, Arbeits- und Verkehrsstress geprägt ist.

Dass Frauen eine größere Zuverlässigkeit in der Gesundheitsvorsorge, in der Ausführung von Therapiemaßnahmen sowie in der Rehabilitation zeigen, hängt schließlich mit ihrer oben beschriebenen Rolle in der Familie zusammen. Sie sind es gewohnt, hier auch für andere zu denken, d. h. in der Gestaltung des gemeinsamen Alltaglebens, der Ernährung und der Pflege ständig die Frage von Gesundheit und Krankheit mit im

Auge zu haben. Das wirkt sich natürlich auch positiv aus, wenn es um sie selbst geht. Die Selbstsorge fügt sich dann ein in die Sorge für die Familie.

Reden und lesen

Wir haben schon in einem vorhergehenden Kapitel darauf hingewiesen, dass über die Krankheit zu reden ein wichtiger Modus der Krankheitsbewältigung ist. Redend erkennt man die Krankheit bei sich selbst an, öffnet sich der Teilnahme durch die anderen und schließlich: Man erschließt sich Informationsquellen. Letzteres ist sicherlich auch auf anderem Wege möglich, über Lesen, Fernsehen und Internet. Es zeigt sich nun, dass beide Wege der Krankheitsbewältigung, nämlich über die Krankheit zu reden und zum Thema Krankheit zu lesen, eher Frauen beschreiten als Männer. Das hat verschiedene Gründe.

Frauen haben im Zuge der Frauenbewegung gelernt, Probleme kollektiv zum Thema zu machen und zu bearbeiten. Insbesondere ist hier an die zahlreichen Frauen- und Selbsterfahrungsgruppen zu denken. Aus dieser Praxis ist es ihnen vertraut, das eigene Problem nicht nur als das eigene anzusehen bzw. auch bei der Lösung der eigenen Probleme einen Weg einzuschlagen, auf dem durch die Darstellung vor den anderen das Problem selbst geklärt wird und Hilfe und Zuspruch von anderen in Anspruch genommen werden kann. Dieses Vorgehen kommt der Praxis der Selbsthilfegruppen im Bereich Krankheit und Gesundheit schon sehr nahe. Und in der Tat wird heute die Arbeit dieser Selbsthilfegruppen wesentlich von Frauen getragen.

Sich über Krankheit, Fürsorge und Therapiemöglichkeiten zu informieren, sei es durch Lesen oder durch Fernsehen, ist ebenfalls eine Möglichkeit, die mehr von Frauen wahrgenommen wird als von Männern. Das hat sicherlich mit der traditionellen Rolle der Mutter als Hausarzt zu tun, vielleicht auch mit dem unterschiedlichen Zeitbudget, sicher aber mit der von uns schon mehrfach genannten größeren Aufmerksamkeit, die Frauen auf das Leibliche und den gesamten Bereich von Krankheit und Gesundheit richten.

Bei Männern nun gibt es umgekehrt Gründe, die sie hindern, Reden und Lesen als Weisen der Krankheitsbewältigung hinreichend zu nutzen. So ist es bekanntlich unter Männern verpönt, über die eigenen Gefühle zu reden, und die eigenen Krankheiten zum Thema zu machen gilt als Schwäche. Das führt dazu, dass selbst wenn sie über ihre Krankheit und ihr Befinden reden wollen, ihnen dies schlechter gelingt als Frauen. Ihre Aussagen geraten ihnen zu Bulletins, also Verlautbarungen, die man gegenüber der Öffentlichkeit vom Befinden eines Kranken abgibt. Auch gelingt es Männern schlechter, Rat und Teilnahme von anderen in Anspruch zu nehmen. Es war eine Erfahrung der Männergruppen, die seinerzeit in Reaktion auf die Frauenbewegung gegründet wurden, dass Männer sehr schnell in ihren Gesprächen bei Themen der Politik und des Berufes landeten, obgleich sie doch zusammengekommen waren, um über *sich* zu sprechen. Schließlich liegt es vielen Männern fern, sich eine allgemeine medizinische Grundbildung anzueignen, denn so, wie sie selbst noch immer die Gesellschaft dominieren, so werden sie ihrerseits dominiert von der traditionellen Auffassung von Krankheit als Störungsfall. Es fällt ihnen auch deshalb schwerer als Frauen, sich daran zu gewöhnen, Krankheit in ihr Alltagsleben zu integrieren, wenn sie schließlich gezwungen sind, mit einer chronischen Krankheit oder mit bleibenden Krankheitsfolgen zu leben.

6. Kranksein – Fremdsein

Ausgrenzung und Stigmatisierung

Wer krank ist, fällt aus der Rolle. Wir sind bereits beim Thema *Reden über Krankheit* darauf gestoßen, dass Kranke es vielfach vorziehen, ihre Krankheit zu vertuschen, und bei Unpässlichkeit andere Gründe fingieren. Es ist in unserer Gesellschaft nicht selten, dass man sich seiner Krankheit schämt und sich nicht als vollwertiges Mitglied fühlt. Krankheit wird dem Bereich der Intimität zugeordnet, nicht der Öffentlichkeit, wobei Öffentlichkeit in diesem Zusammenhang manchmal bereits die nächsten Angehörigen und Freunde sind. Wir haben diese Auffassung in unserer Fragebogenaktion selbst zu spüren bekommen, als deren Beantwortung gelegentlich abgelehnt wurde, weil sie die Intimität verletzen könne. Auf unsere Frage an die Patienten, ob sie über ihre Krankheit reden, erhielten wir überwiegend negative Antworten, etwa derart:

> «Mit Leuten außerhalb meiner Familie rede ich gar nicht oder nur ungern über Krankheiten.» (Darmkrebs-Kranker, 65). – «…es ist mir lästig, immer wieder damit konfrontiert zu sein» (Migräne-Patientin, 63). – «Ich spreche nicht gern von der Migräne, weil viele Menschen sie nicht als Krankheit sehen. Ich werde damit nicht ernstgenommen …» (Migräne-Patientin, 74)

Mit dieser Feststellung beschreiben wir die Verhältnisse in der deutschen Gesellschaft allgemein, obgleich es uns in diesem Kapitel spezieller um die Erfahrungen gehen soll, die Einwanderer in dieser Gesellschaft machen. Doch auch Deutsche erleben Krankheit als Entfremdungsprozess. Da sich die Gesellschaft als Leistungsgesellschaft definiert: jung, vital und glücklich, wird der Kranke quasi aus der Gesellschaft herausdefiniert. Insbesondere Arbeitnehmer dürfen sich nicht das Ansehen geben, kränklich zu sein oder gar an einer chronischen Krankheit zu leiden. Viele Menschen, die einen Anspruch darauf hätten, scheuen sich, einen Schwerbehindertenausweis zu beantragen. Schon der Ausdruck *schwerbehindert* wirkt diskriminierend. Angesichts eines hochentwickelten Gesundheitssystems und eines noch immer funktionierenden sozialen Netzes muss es paradox erscheinen, wenn man sagt, dass in dieser Gesellschaft Krankheit eigentlich nicht vorgesehen ist. Das heißt aber, dass die Institutionen der Krankheitsbewältigung den Kranken isolieren und ausgrenzen. Der Umgang mit den Kranken, nicht nur im Alltag und in der Öffentlichkeit, sondern auch in Arztpraxen und Kliniken, kann von den Kranken selbst manchmal geradezu als Stigmatisierung erfahren werden – etwa bei übertriebenen Hygienemaßnahmen. Daher kann im Prinzip jeder nachvollziehen, was es für Migranten bedeutet, in der Fremde krank zu sein. Jeder wird wissen, dass Krankheiten leichter zu ertragen sind, wenn man sich in vertrautem Zusammenhang aufhält. Schon bei Reisen ins europäische Ausland wird man im Krankheitsfall, wenn es irgendwie geht, nach Hause fahren; und das nicht nur, weil man sich in der eigenen Wohnung und der Familie geborgen fühlt, sondern auch, weil das Gesundheitssystem jeweils anders organisiert ist, die Medikamente andere Namen haben, der Umgang mit *Risiken und Nebenwirkungen* anders ist. Schließlich ist auch die Bezahlung der Behandlungskosten immer wieder eine offene Frage. Wie viel deutlicher müssen Migranten in Deutschland ihre Fremdheit im Krankheitsfalle erfahren! Ein kranker Ausländer zu sein bedeutet doppelte Fremdheit. Das beginnt schon im persönlichen Bereich. Da Krankheit in ihren Herkunftsländern in der Solidargemeinschaft von Familie und Freunden aufgefangen wird, fühlen sich Migranten, die sich in Deutschland häufig als Individuen oder mit einer Kleinfamilie durchschlagen müssen, im Krankheitsfall isoliert. Manchmal ist aber auch hier der größere Familienrahmen vorhanden. Dann wirkt sich das ebenfalls negativ aus: Die Kranken werden als auffällig und lästig registriert, wenn dieser *Clan* etwa in der Klinik erscheint.

Die Schwierigkeiten im Umgang mit dem medizinischen System haben wir bereits geschildert. Während jedoch Deutsche das System von klein auf kennen und im Krankheitsfalle im Prinzip wissen, was zu tun ist und wie sie sich zu verhalten haben, sehen Migranten der ersten Generation das Gesundheitssystem häufig wie eine bedrohliche Behörde an. Aber auch in der zweiten und der dritten Generation scheint die Vertrautheit – wahrscheinlich wegen der Ghettoisierungstendenzen – nicht viel größer zu sein. Jedenfalls ist festzustellen, dass Migranten die therapeutischen Angebote des Gesundheitssystems und insbesondere die Vorsorgeeinrichtungen deutlich weniger nutzen als Deutsche. In der Regel haben sie keinen Hausarzt, wie das doch bei den meisten deutschen Familien der Fall ist. Das erhöht die Schwelle, überhaupt zum Arzt zu gehen. Der Arzt wird erst aufgesucht, wenn es dringend notwendig ist, d. h. es geht häufig direkt in die Notfallstation eines Krankenhauses (Borde/David, 2003, S. 43ff). Diese Verhältnisse haben ihre Ursache zum Teil auch im Sprachproblem, einem Problem, das dann im Krankheitsfalle zu einer schlechteren Versorgung führt.

Sprachprobleme

Die Kommunikation wird nicht erst da zum Problem, wo der Ausdruck in einer fremden Sprache bzw. die Übersetzung zwischen zwei Sprachen nötig wird. Man kann sagen, dass Arzt und Patient immer verschiedene Sprachen sprechen bzw. auch mit unterschiedlichen Sachverhalten zu tun haben. Der Patient versucht, in der Alltagssprache sein Leiden zu artikulieren, und der Arzt muss einen medizinischen Sachverhalt konstatieren und ihn unter anerkannte – auch von den Kassen anerkannte – Kategorien subsumieren. Die unterschiedliche Ausdrucksweise ist dabei nicht nur Folge davon, dass der eine Part Laie ist, der andere Experte, sondern resultiert auch aus den unterschiedlichen Perspektiven auf die Krankheit. In der englischen Sprache gibt es für diesen Unterschied sogar eine unterschiedliche Terminologie, nämlich *illness* und *desease*. *Illness* entspricht dem, was wir als das subjektive Sich-Krank-Fühlen bezeichnet haben, *desease* der objektiven und das heißt in der Regel technisch ermittelbaren Krankheitstatsache. Ist nun schon unter Angehörigen derselben Kultur und derselben Sprachgemeinschaft ein schwieriges Übersetzungsproblem gegeben, so verstärkt es sich erheblich, wenn Arzt und Patient verschiedener kultureller Herkunft sind und unterschiedliche Muttersprachen sprechen. Die Konsequenz ist, um es zusammenfassend zu sagen, eine therapeutische Unter- und in vielen Fällen Fehlversorgung von Einwanderern. Es besteht die Gefahr einer erheblichen Komplexitätsreduktion, in der Arzt und Patient sich auf dem einfachsten Niveau verständigen. Der Patient somatisiert seine Krankheit und der Arzt medikalisiert sie. Somatisierung und Medikalisierung: Diese Formel bringt zum Ausdruck, dass auf Grund der sprachlichen Probleme ausländische Patienten ihr Leiden auf das reduzieren, was am einfachsten mitteilbar ist, also physische Schmerzen, wobei der gesamte psychosoziale Kontext der Krankheit unausgesprochen bleibt. Der Arzt seinerseits ist froh, wenn er die Situation durch das Verschreiben irgendeines Medikamentes bereinigen kann, wobei er sich selbst das ganze mühsame Geschäft einer ethischen und diätetischen Krankheitsbewältigung erspart.

Das Kommunikationsproblem besteht vielfach nicht einfach in der Differenz zwischen zwei verschiedenen Sprachen. Vielmehr scheint es kulturell bedingte Unterschiede darin zu geben, ob die Äußerungen des Patienten eher Ausdruck seines Leidens oder Mitteilungen über sein Befinden sind. In Kreisen des medizinischen Personals kursieren Ausdrücke wie *Mittelmeer-Syndrom*, *Südländerkrankheit* usw. Diese Begriffe unterstellen, dass Menschen aus südlichen Ländern schmerzempfindlicher seien und zu stärkerem Ausdruck ihres Leidens neigten. Selbst wenn solche kulturellen Unterschiede in der Ausdrucksform bestehen, muss man sich jedoch vor Verallgemeinerungen hüten. Wie sehr Vorurteile das Phänomen selbst erzeugen können, zeigt die Äußerung einer Migrantin, von der Gernot Ernst berichtet: «Wenn ich im Krankenhaus bin und Schmerzen habe, schreie ich gleich lauter. Denn die Ärzte denken, das ist ja nur eine Ausländerin, die schreien immer. Wenn ich also so wenig schreie als wäre ich Deutsche, dann bekomme ich kein Schmerzmittel» (in: David/Borde/Kentenich, 2000, S. 60).

Wir nennen die Tatsache unterschiedlicher Ausdrucksformen das subjektive Sprachproblem und die Differenz unterschiedlicher Muttersprachlichkeit das objektive. Das Sprachproblem wird vor allem dadurch zu einem objektiven, dass auf Grund der juristischen Forderung nach dem *informierten Einverständnis* der Patient ein Recht darauf hat, in seiner Muttersprache über die beabsichtigten therapeutischen Maßnahmen, ihre Risiken und Alternativen informiert zu werden. In einer multikulturellen Gesellschaft, in der Migranten bis zu 30 Prozent der Patienten in den Kliniken ausmachen, ist das kein marginales Problem mehr. Vielmehr ist das Sprachproblem ein zentrales Problem therapeutischer Kommunikation und Versorgung. In großen Kliniken kann man dieses Problem deshalb lösen, weil viele Angestellte selbst Migranten sind. Freilich handelt es sich immer um Laiendolmetscher, und es besteht zudem die Gefahr, dass das zur Übersetzung herangezogene Krankenhauspersonal eigenmächtig versucht, die Umsetzung von subjektivem Leidensausdruck in objektive medizinische Symptombeschreibung, die eigentlich die Sache des Arztes wäre, zu leisten.

Häufig zieht man auch Freunde, Verwandte und Kinder des

Patienten heran, wenn diese über mehr sprachliche Kompetenz verfügen als der Patient selbst. Doch in diesem Falle muss damit gerechnet werden, dass die Schwelle von Scham und Rücksicht, die zwischen Familienangehörigen besteht, die zwischen dem Arzt und dem Patienten nötige Offenheit einschränkt. Wenn Kinder der Patienten herangezogen werden, kommt zusätzlich noch das Problem des Rollentausches bzw. der Verletzung der familiären Hierarchie hinzu: Es ist natürlich, dass in Migrantenfamilien die Kinder häufig besser Deutsch sprechen als die Erwachsenen. Sie als Dolmetscher heranzuziehen ist von der Klinik her gesehen zweckmäßig, für die Familie aber gegebenenfalls demütigend.

Ideal wäre die Lösung des Problems mit Hilfe von spezialisierten Dolmetschern. Das ist aber nur in großen Kliniken und nur für die größten Migrantengruppen, d.h. in Deutschland eigentlich nur für die Türken, möglich. Man könnte aber auch die jeweiligen kulturellen, religiösen und ethnischen Vereinigungen berücksichtigen. Im Grunde schafft die Multikulturalität zugleich auch die Mittel zur Lösung der Probleme, die sie erzeugt. Nur muss man sich auf diese Probleme wirklich einlassen und erkennen, dass eine Krankheit wesentlich dadurch mitbestimmt sein kann, dass sie für den Patienten ein Kranksein in der Fremde ist.

Das sprachliche Problem ist nicht einfach ein lexikalisches. In unterschiedlichen Kulturen und Sprachgemeinschaften gibt es unterschiedliche Auffassungen von Krankheit und unterschiedliche Weisen, in denen leibliche Erfahrungen artikuliert werden. Die Notwendigkeit, in objektiven diagnostischen Kategorien zu denken, und die Vorstellung von einer universal gleichen Anatomie und Physiologie des Menschen lässt nur allzu leicht vergessen, dass bereits die Ausdrücke, mit denen in unterschiedlichen Sprachen dem Anschein nach die gleichen Körperteile bezeichnet werden, unterschiedliche leibliche Bereiche bezeichnen können. Zum Beispiel bedeutet *Pa* im Persischen – ähnlich wie «Fuß» im Schwäbischen – nicht einfach nur «Fuß», sondern meint den Fuß und das Bein mindestens bis zum Knie. Ferner drückt die Art und Weise, über Krankheiten zu reden, ein unterschiedliches Verständnis von Krankheit, Leiden und Schmerz aus.

Das kulturelle Verständnis von Krankheit

Es dürfte nicht nur für uns als die Autoren, sondern auch für die Leser und Leserinnen außerordentlich schwer sein, ein Gleichgewicht zwischen dem Krankheitsverständnis der naturwissenschaftlichen Medizin einerseits und dem vielfältigen Spektrum ethnomedizinischen Krankheitsverständnisses andererseits herzustellen. Nur allzu leicht wirkt sich hier die Vorstellung zivilisatorischer Entwicklung aus, wie sie im Zeitalter der europäischen Aufklärung herausgebildet wurde; nach dieser Vorstellung stellt die kausalanalytische Tatsachenwissenschaft den eigentlichen Fortschritt dar. Erst das Bewusstsein von den Grenzen naturwissenschaftlichen Verständnisses und von den Risiken und Nebenwirkungen technisch-pharmakologischen Eingreifens eröffnet in der Regel den Blick für Alternativen. Es ist aber mehr noch die Initiative der Patienten, die, in ihren Bedürfnissen unbefriedigt, alternativen Heilmethoden und einem alternativen Verständnis von Krankheit wieder eine praktische Bedeutung verliehen hatten. Im Hinblick auf die Krankheitsbewältigung, die uns in diesem Buch interessiert, sind ohnehin alle Maßnahmen zu begrüßen, die die Patienten diesem Ziel näher bringen.

Placebo ist der Sammelname für alle therapeutischen Wirkungsweisen, über die man im Rahmen der Schulmedizin nicht Rechenschaft ablegen kann und muss. Positiv betrachtet handelt es sich hier um die Selbstheilungskräfte des Individuums, und die können auf unterschiedliche Art mobilisiert werden. Die Art, wie das geschieht, ist nun in der alternativmedizinischen Praxis und in der Ethnomedizin in vielfacher Weise methodisch ausgearbeitet und ritualisiert worden. In dieses

Spektrum gehören so unterschiedliche Praktiken wie Homöopathie und Autosuggestion, kulturell eingebettete Methoden wie die italienische *Contrafattura* oder die türkischen *Hocalar* (Zimmermann, 1994). Es könnte missverständlich sein, wenn wir alle diese Methoden von Krankheitsbewältigung und Heilung als Weisen der Mobilisierung von Selbstheilungskräften bezeichnen. Zwar geht es hier tatsächlich darum, dass die Kranken einen Anteil am Heilungsgeschehen übernehmen, aber gerade nicht im Sinne einer bewussten Aktivität. Vielmehr erfährt der kranke Mensch alternative Heilmethoden eher als eine Erschließung von Kräften, die in ihn eingehen, und als ein Mitgehen in einem Geschehen, das ihn übersteigt. In jedem Fall spielt ein kommunikativer Bezug eine Rolle: das Vertrauen auf die Kräfte des Heilers, des Gläubigen im Gebet auf die Hilfe Gottes, der Glaube an die Heilkräfte von Fetischen oder das Sich-Öffnen für die Wirkung der größeren Natur.

Die subjektive Krankheitserfahrung, also Krankheit im Sinne von *illness*, dürfte der Bereich sein, in dem sich die kulturelle Prägung am stärksten ausdrückt. Da sich die therapeutische Versorgung wesentlich auf das Befinden des Patienten richten muss, tut man gut daran, hier kulturelle Unterschiede zu berücksichtigen. Denn durch die kulturelle Brechung könnten die geäußerten Symptome die Aufmerksamkeit des Therapeuten in die falsche Richtung lenken, und das kann zu einem verfehlten Therapieansatz führen. Ein charakteristisches Beispiel dafür berichtet Dr. Ernestine Wohlfahrt von der Charité (taz, 21.11.2003):

> «Eine gläubige Muslimin kauft sich an einem religiösen Feiertag Parfum. Abends besucht sie ihre Schwester. Als im Hausflur das Licht ausgeht, findet die Frau nicht sofort die Türklinke. In der Dunkelheit sieht sie Geister … Die Frau erlitt eine Angstattacke und sah deshalb Geister. Eine Deutsche hätte wahrscheinlich über Herzrasen und Luftnot geklagt. Vermutli-

che Ursache der Attacke: Die Frau fühlte sich schuldig, weil sie sich entgegen den Vorschriften am Feiertag ein Luxusgut gekauft hatte. Wahnvorstellungen behandelt man mit Psychopharmaka, gegen Angstattacken genügt in der Regel eine Psychotherapie.»

Dieses Beispiel zeigt, dass die kulturelle Differenz zwischen Patient und Therapeut dazu führen kann, dass sie aneinander vorbei reden und handeln.

Das Kranksein in der Fremde verstärkt nicht nur die Fremdheitserfahrung der Migranten, vielmehr ist auch umgekehrt ihr Fremdsein in der Regel ein Moment in dem von ihnen erfahrenen Krankheitsgeschehen selbst. Was auch sonst schon eine kritisierbare Praxis ist, nämlich die Isolierung eines Krankheitsgeschehens als Fall, die Identifizierung einer Krankheit als ein Geschehen, bei dem der Kranke schließlich nur noch der Träger ist, geht bei der Krankheitserfahrung der Migranten ganz und gar am Problem vorbei. So paradox es klingen mag: Je weniger ein Patient in dem kulturellen und sozialen Umfeld integriert ist, desto mehr muss seine Krankheit unter psychosozialen und kulturellen Perspektiven betrachtet werden. Die Bewältigung der Krankheit muss hier immer zugleich auch die Bewältigung des Lebens in der Fremde sein.

Religiös bestimmte Lebensformen und Krankheit

Die Kultur eines Menschen bestimmt jedoch nicht nur sein Verständnis von Krankheit, sondern auch sein Verhalten zu ihr. Hier kann es zu Problemen kommen, wenn die Umwelt sein Verhalten nicht zulässt. Insbesondere der nüchterne und auf wissenschaftliche Hygiene abgestellte Alltag in unseren Kliniken kann das gewohnte Verhalten eines Migranten so sehr einschränken, dass statt Heilung eine Verschlechterung seines Zustands zu erwarten ist.

Nehmen wir, da die meisten Migranten in Deutschland

Muslime sind, als Beispiel die Verhaltensnormen, wie sie für einen gläubigen Muslim verbindlich sind.

Ein Muslim hat in seinem Leben generell, also auch als Kranker und damit auch in der Klinik, regelmäßig Gebete zu verrichten, bestimmte Reinheitsgebote zu beachten und Ernährungs- und Kleidungsvorschriften zu folgen. Daraus ergibt sich ein dichtes Netz von Verhaltensregeln, die praktisch alle Verrichtungen sowie die Gliederung der Zeit, der Tageszeit, der Woche und des Jahres, betreffen können. Diese Verhaltensregeln können durchaus in Konflikt zu dem geraten, was ein Arzt für nötig hält bzw. was die Rationalität des Klinikalltags verlangt. Zwar ist der Islam so flexibel, dass man auf Grund von zwingenden medizinischen Gründen oder mit Rücksicht auf die Schwäche des Patienten von den Regeln abweichen darf, doch wirklich zwingend sind bei näherer Betrachtung solche Gründe selten – und so ist es in der Regel eher erforderlich, sich auf die kulturell-religiösen Erwartungen des Patienten einzustellen. Das verlangt von Ärzten, Schwestern und Pflegern viel Rücksicht, Einfühlungsvermögen und Offenheit.

Die Gebete der Muslime sollen fünfmal am Tag zu bestimmten Zeiten, in bestimmter Haltung und mit bestimmten Bewegungen verrichtet werden. Das dürfte in einer Klinik nicht unbedingt ein Problem darstellen, doch muss auch Rücksicht auf andere Patienten genommen werden, so dass eigentlich ein besonderer Gebetsraum erforderlich ist. Auch die Reinheitsgebote zu erfüllen, müsste möglich sein, zumal wenn es sich um rituelle Waschungen handelt. Nur sind die notwenigen Waschungen unter Umständen Ganzwaschungen und könnten gerade im Krankheitsfalle sehr häufig nötig sein, etwa nach der Berührung mit Blut, Erbrochnem und Urin. Schwierigkeiten kann es auch wegen der Ernährungsgebote geben, insbesondere wenn man bedenkt, dass die einzunehmenden oder auf andere Weise in den Körper einzuführenden Medikamente auch unter die Ernährungsgebote fallen. Strikt zu meiden sind Alkohol und Produkte vom Schwein. Doch wer unter den

Ärzten weiß schon, woher die Ingredienzien der Pharmaka genau stammen? Und wie viele täglich verabreichte Medikamente enthalten Alkohol! Ohne ganz besondere Aufmerksamkeit und gezielte Information und Wissen um Alternativen wird man hier den Bedürfnissen des Patienten nicht entsprechen können.

Und schließlich die Kleiderordnung: Man weiß gewöhnlich nur vom Kopftuch. Doch damit, dass auch für Männer Bekleidungsvorschriften gelten – sie dürfen auch vor anderen Männern ihre *'Aurah*, d. h. den Bereich zwischen Bauchnabel und Knie, nicht entblößen –, rechnet kaum jemand. Schwierig wird für den pflegerischen Bereich, dass es zwischen Personen unterschiedlichen Geschlechts außerhalb der Ehe keinen unmittelbaren Körperkontakt geben darf, ferner dass man vor niemandem – mit Ausnahme des Ehepartners – den Intimbereich entblößen darf. Und zum Intimbereich gehört bei den Frauen der ganze Körper mit Ausnahme von Gesicht, Händen und Füßen. Auch hier sind bei zwingender medizinischer Notwendigkeit Ausnahmen möglich, doch in jedem Fall ist die für den durchschnittlichen Deutschen übliche *schamfreie* Untersuchung und Behandlung nicht durchführbar. Bei den notwendigen Ausnahmen ist zusätzlich zu beachten, dass die ärztliche oder pflegende Person vom gleichen Geschlecht wie der Patient oder die Patientin sein soll. Das alles verlangt viel Respekt, Takt, Toleranz und vor allem die Bereitschaft, umzudisponieren und das eingefahrene Klinikritual zu durchbrechen. Auf der anderen Seite muss man damit rechnen, dass ein kranker Muslim, entweder weil er streng gläubig ist oder weil er die entsprechenden Verhaltensweisen und Erwartungen internalisiert hat, in der Begegnung mit dem Gesundheitssystem immer wieder Schocks, Schamverletzungen, Kränkungen und diffuse Beeinträchtigungen seiner Befindlichkeit erleiden wird. Er wird also mit seiner Krankheit zugleich auch immer seine Fremdheit bewältigen müssen, mehr noch, als das im Alltag als Gesunder ohnehin schon der Fall ist.

Es ist viel die Rede davon, dass Migranten im Aufnahmeland integriert werden müssen. Von ihnen wird verlangt, dass sie die Sprache lernen, sich in der Arbeitswelt und im Sozialsystem zurechtfinden. Nicht berücksichtigt wird dabei der Fall von Krankheit. Wir haben schon darauf hingewiesen, dass für jeden erwachsenen Kranken außer der Krankheit selbst die Konfrontation mit dem Gesundheitssystem zu bewältigen ist. Das Postulat des mündigen Patienten läuft im Wesentlichen darauf hinaus, dass der Patient gegenüber dem Gesundheitssystem ein unabhängiges Urteil und einen selbständigen Standpunkt entwickeln muss. Wenn man bei ausländischen Patienten eine Abhängigkeit vom Arzt beklagt, so ist das nicht etwa als kulturelles Muster zu verstehen, sondern schlicht eine Folge davon, dass sie außerordentliche Schwierigkeiten haben, einen eigenen Standpunkt zu entwickeln und zu bewahren, weil ihnen das Gesundheitssystem wie eine diffuse unbekannte Macht entgegentritt. Bevor der Patient mündig werden kann, muss er informiert werden. Daher wäre eine Einrichtung wünschenswert, die Migranten umfassend über das deutsche Gesundheitssystem aufklärt und sie über die unterschiedlichen Praxen und Kliniken, über Schul- und Alternativmedizin, das Versicherungssystem und Patientenrechte informiert.

Die bisherigen Integrationsmodelle, die um eine Patientenaufklärung für Migranten zu ergänzen wären, verfolgen das Ziel, Einwanderer zu Einheimischen zu machen. Damit ist aber bei zunehmenden Wanderungsbewegungen, die auch auf die Freizügigkeit innerhalb der Europäischen Union zurückgehen, nicht zu rechnen. Vielmehr wird es Migrantengruppen geben, die auf Dauer Fremde bleiben und innerhalb Deutschlands ethnische und kulturelle *cluster*, um nicht zu sagen Ghettos, bilden. Unter solchen Umstände wird das Problem der doppelten Fremdheit nur lösbar sein, wenn man wenigstens für die größten Migrantengruppen ausländische Arztpraxen und Kliniken hat. Eine türkische und eine polnische Klinik in Berlin? Warum nicht?

Solche Einrichtungen würden den Einzelnen entlasten, sie verschöben allerdings das Problem auf die institutionelle Ebene. Außerdem sind solche Lösungen nur für die großen Migrantengruppen und nur in den großen Städten möglich. Die Regel bleibt also, dass der Einzelne die Situation bewältigen muss, als Kranker in doppelter Weise ein Fremder zu sein. Dabei ist damit zu rechnen, dass das durchschnittliche Klima für Ausländer nicht eben freundlich ist. Die offizielle Integrationspolitik ist den Menschenrechten und wirtschaftlicher Rationalität verpflichtet. Sie wird jedoch begleitet durch eine Politik der geschlossenen EU-Außengrenzen und wird grundiert durch eine Unfähigkeit bis Unwilligkeit der breiten Bevölkerung, sich auf Ausländer einzulassen. Daraus folgen für den Klinikalltag erhebliche Unterschiede im Verhalten der einzelnen Schwestern, Ärzte, Mitpatienten: auf der einen Seite *aufgeklärte* und für eine Verständigung engagierte Menschen, auf der anderen Seite eine Ausländerfeindlichkeit, die sich in Abhängigkeitsverhältnissen und erzwungener Nähe um so drastischer äußert. Die Aufmerksamkeit und besondere Rücksicht, die Migranten auf Grund ihrer kulturellen Herkunft und ihrer religiösen Bindung in Kliniken benötigen, wird ihnen nicht immer zuteil werden. Sie werden mit Ignoranz, mit Kommunikation auf sprachlich niedrigem Niveau, mit Diskriminierung und Nichtachtung fertig werden müssen. Das sind allerdings Erfahrungen, die sie *draußen*, also außerhalb von Arztpraxis und Klinik, auch machen. Nur steht ihnen dann zur Bewältigung ihre Familie, ihr Clan, ihre ethnische Gruppe zur Seite. Die Krankheit hat dagegen die Tendenz, sie, wie jeden Patienten, zu vereinzeln. Es kommt also alles darauf an, dass sie sich im Krankheitsfalle der Hilfe ihrer Familie und ihrer Landsleute versichern.

7. Die Krankheit des Anderen

Die ethische Erfahrung des Anderen

Unsere bisherige Darstellung war wesentlich aus der Perspektive des Kranken selbst geschrieben. Leben mit der Krankheit heißt danach: leben mit der eigenen Krankheit, sie akzeptieren und in den eigenen Lebensentwurf integrieren. Doch das ist eine eingeschränkte Perspektive. Die meisten Menschen leben nicht alleine, und diejenigen, die alleine leben, sollten zumindest versuchen, sich mit einem Netz von Freundschaften zu umgeben, damit sie, sollte es sie treffen, die Krankheit nicht alleine tragen müssen. Doch was bedeutet es für die anderen, wenn ein Familienmitglied, ein Freund oder eine Freundin schwer erkranken?

Die Beziehung zum Kranken, Schwachen, allgemein zum Hilfsbedürftigen ist ein Grundmodell der Ethik, zumindest im christlichen Kulturkreis. Man kann wohl davon ausgehen, dass die meisten Menschen eine elementare ethische Intuition haben etwa derart: Gutsein heißt, einem anderen zu helfen. Diese Grundintuition ist von den Philosophen Hans Jonas und Emmanuel Lévinas wieder ins Bewusstsein gerückt und ausgearbeitet worden. Es lohnt sich, daran zu erinnern.

Was Hans Jonas als *Prinzip Verantwortung* entwickelt hat, ist am Modell der Eltern-Kind-Beziehung orientiert: Die Eltern tragen Verantwortung für das Kind. *Verantwortung* hat bei ihm deshalb weniger mit *Antworten* und *Sich-Rechtfertigen* zu tun als vielmehr mit Fürsorge. Es ist die Hilfsbedürftigkeit und Unselbständigkeit des Kindes, die für den Erwachsenen eine unmittelbare Verpflichtung bedeutet. Es ist wichtig, dass die Art dieser Verpflichtung nicht etwa als äußerer oder –

wie bei Kant – innerer Zwang empfunden wird, sondern als unmittelbare Zuneigung. Das Kind in seiner Hilflosigkeit appelliert durch sein bloßes Dasein an den Erwachsenen, der durch seine Zuneigung auf diesen Appell antwortet. Dass die Zuwendung zwanglos und selbstverständlich erscheint, nimmt ihr nichts von ihrer Verbindlichkeit. Das zeigt sich schon daran, dass ihre Unterlassung geahndet werden kann, gegebenenfalls sogar juristisch. Für die Verbindlichkeit der Zuwendung spricht auch, dass das moralische Niveau eines Menschen sich darin manifestiert, inwieweit er auch in anderen Situationen, in denen er mit hilflosen und abhängigen Menschen zu tun hat, bereit ist, dem Urmodell von Verantwortung zu folgen. Das ist die Lehre der Geschichte vom *barmherzigen Samariter*.

Das von Lévinas entworfene Modell ethischen Verhaltens ist dem von Jonas ähnlich, nur bezieht es sich von vornherein auf die Begegnung mit den Menschen in ihrer Bedürftigkeit überhaupt. Lévinas hat herausgearbeitet, dass die Erfahrung des Antlitzes des anderen Menschen einen Appellcharakter hat. Dabei setzt er voraus, dass man den anderen in der Perspektive seiner Wehrlosigkeit erblickt. Wenn dagegen den Anderen zu sehen primär die Erfahrung bedeutet, von ihm gesehen zu werden, dann handelt es sich um eine andere Situation, nämlich um eine Situation, in der es, wie Jean-Paul Sartre in *Das Sein und das Nichts* beschrieben hat, um Macht und Anerkennungsverhältnisse geht. Die Erfahrung des Antlitzes hat nach Lévinas also Voraussetzungen, die, wenn es um die Beziehungen zum kranken Menschen geht, immer erfüllt sind. Dann geht vom Antlitz des anderen ein Appell aus; er wird gewissermaßen in seiner Kreatürlichkeit, seiner Abhängigkeit, seiner Verletzlichkeit erblickt. Das Antlitz ist nach europäischer Kleiderordnung immer unbedeckt und ist demnach auch immer die Blöße des Menschen, die Stelle, an der er pars pro toto seine Schutzbedürftigkeit zeigt. Lévinas sieht in der Erfahrung des Antlitzes den Ursprung ethischen Verhaltens von der Solidarität bis hin zum Tötungstabu. Allerdings leugnet Lévinas, eingedenk der Schrecken des zwanzigsten Jahrhunderts, nicht die Ambivalenz dieser Erfahrung: Sie kann auch in die Versuchung umschlagen, gerade die Hilflosigkeit des Anderen auszunutzen, ihn zu quälen oder gar umzubringen.

Teil-Sein

Nach den Modellen von Jonas und Lévinas ist der Andere für mich unmittelbar eine ethische Verpflichtung, unmittelbar heißt: ohne Reflexion, einfach so, wie er mir sinnlich emotional präsent ist. Das schränkt diese Modelle moralischen Verhaltens auf Menschen ein, die mir nahe sind, im Wesentlichen auf diejenigen, denen ich im Alltag und in leiblicher Anwesenheit begegne. Das mag für die allgemeineren Probleme, für die heute menschliche Solidarität verlangt ist, eine Einschränkung sein, nicht aber für das, was uns hier interessiert, nämlich für den Umgang mit den Kranken in der Familie oder im Freundeskreis.

Hier nun ist entscheidend, dass eine diffuse Gemeinsamkeit schon vor und unabhängig vom Krankheitsgeschehen da ist. Das Leben in der Familie etwa ist keineswegs das bloße Zusammenleben von Individuen, die dann noch zusätzlich ihre individuellen Beziehungen zueinander haben mögen. Das war oder ist nicht einmal in Wohngemeinschaften der Fall. Für die Familie jedenfalls gilt, dass man beispielsweise die Stimmung des Anderen immer mittragen muss, weil sie ja zu der Atmosphäre beiträgt, die gegenwärtig in der Familie herrscht. Die eigene Stimmung ist durch diese Atmosphäre wesentlich mitgeprägt bzw. besteht geradezu in der Weise, in der man an dieser Atmosphäre teilhat. Eine unserer Interviewpartnerinnen, eine Schmerzpatientin, zeigte hierfür ein ausgeprägtes Bewusstsein. Auf unsere Frage, ob ihre Angehörigen von ihrer Krankheit wüssten, schrieb sie:

> «Ja sicher wissen sie das, da sie durch meine Schmerzen auch belastet sind. Denn die Schmerzen zermürben einen derart, dass man nicht unbedingt eine positive Ausstrahlung hat, sondern seinen eigenen Verdruss in den Lebenszusammenhang hineingibt.» (Schmerzpatientin, 52)

Diese Situation bedeutet allgemeiner, dass im Familienleben die Individuen gar nicht vollständig ausdifferenziert sind, so dass, was ich bin, ich in vielfacher Hinsicht als Teil der Familie bin.

Vor diesem Hintergrund muss man den Einbruch von Krankheit und das Leben mit Leiden und eingeschränkten Möglichkeiten in der Familie sehen. Wenn man Solidarität als das Mitbetroffen-Sein durch das, was den anderen betrifft, definiert, dann ist in der Familie Solidarität in gewissem Sinne selbstverständlich. Natürlich wird es auch immer Tendenzen des Einzelnen geben, sich herauszuziehen, und Interessenkonflikte werden unvermeidlich sein. Und doch ist das Erste immer das Mitbetroffensein. Ganz im Gegensatz zu dem vielfach beklagten Egoismus und Individualismus in westlichen Gesellschaften sind die meisten Menschen in der Regel bereit, sich dieser Mitbetroffenheit zu stellen.

Das ist keine Kleinigkeit. Die Mitbetroffenheit durch die Krankheit in der Familie wird spürbar in den Beschränkungen des gemeinsamen Budgets, in der Freizeitgestaltung, im Speiseplan, in den gemeinsamen Spaziergängen, sie wird spürbar in dem, was als Sexualität möglich ist und was nicht, und eben auch in den alltäglichen Stimmungslagen. Auch die Zukunftserwartungen, also das, was man sich selbst vornehmen kann, wohin man gehen, welche Berufstätigkeiten man ausführen kann, werden durch den kranken Menschen, mit dem man lebt, mitbestimmt. Es stellt sich also nicht so sehr die Frage, ob man mitbetroffen ist oder nicht, sondern – eher auf der reflexiven Ebene – die Frage, wie man sich dazu verhält. Die Mitbetroffenheit mag schwer zu tragen sein und als Last empfunden werden. Es ist aber auch denkbar, dass man in liebevoller Bereitschaft und Offenheit für den anderen in dieser Last die Konturierung und das Gewicht des eigenen Lebens erblickt.

Gesellschaftliche und individuelle Solidarität

Eine Grundtendenz unserer Zivilisation besteht darin, die Solidarität, die ursprünglich der eine dem anderen, bzw. die Familie ihren einzelnen Mitgliedern, schuldig war, an Institutionen zu delegieren. Im Zuge dieser Entwicklung sind die großen karitativen Verbände entstanden, die neben den Kirchen für die Armen und Schwachen sorgen. Der Einzelne entlastet sich von der Pflicht, seinem Nächsten zu helfen, indem er für solche Verbände spendet und im Übrigen die Sorge an sie delegiert. Die zweite große Einrichtung solcher institutionalisierter Nächstenliebe sind die Versicherungen: die Kranken-, die Pflege- und schließlich die Rentenversicherungen. Sie entlasten die Einzelnen und die Familien davon, sich individuell um ihre Angehörigen kümmern zu müssen, wenn sie krank oder alt sind oder beides. Es gibt keinen Grund, diese großartigen gesellschaftlichen Errungenschaften zu kritisieren, nur darf man nicht außer Betracht lassen, dass sie nicht nur zur Absicherung der Schwachen geschaffen wurden, sondern auch zur Mobilisierung der Arbeitskraft: Nur durch Entlastung der Familie von häuslicher Pflege und durch ihre Reduktion auf die mobile Kleinfamilie war es möglich, alle – und d. h. genauer: auch die Frauen – ins Erwerbsleben zu ziehen. Ferner darf man nicht übersehen, dass durch diese Delegation der Fürsorge an Institutionen der Einzelne gewissermaßen der Selbstverständlichkeit, für die alten und kranken Angehörigen zu sorgen, entwöhnt wurde. Das Abschieben des Kranken ins Krankenhaus und der Alten ins Altersheim wird kaum noch als solches gesehen. Es gilt weitgehend als pure Notwendigkeit – obgleich die Möglichkeiten häuslicher Pflege häufig nicht mehr durch die Berufstätigkeit aller Familienmitglieder und durch die Wohnverhältnisse eingeschränkt sind, sondern vielmehr durch Konsum- und Freizeitbedürfnisse. Hier wird der Abbau des Sozialstaates wohl eine Revision der Einstellungen nötig machen.

Mit der institutionalisierten Fürsorge ist es allerdings auch heute nicht getan. Die Kranken und Alten werden in Krankenhäusern, Altenheimen und Pflegeheimen versorgt – ob sie Fürsorge erfahren ist eine andere Frage. Pfleger, Krankenschwestern und Ärzte sind Berufstätige, sie haben für viele zu sorgen, und zwar innerhalb geregelter Arbeitszeit, manchmal sogar im Schichtbetrieb. Obgleich sie sicherlich immer wieder Erstaunliches an persönlicher Zuwendung leisten, kann es nicht mit der persönlichen Verbundenheit zu Familienangehörigen und Freunden vergleichbar sein, einer Beziehung zwischen Menschen, die auch nicht an den aktuellen Fall der Pflegebedürftigkeit gebunden ist. Ganz besonders gravierend wird das Defizit persönlicher Verbundenheit bei Kranken, die eigentlich nicht nur der Pflege, sondern der Lebensbegleitung bedürfen, also z.B. bei Alzheimer- und Parkinson-Kranken. Dies gilt vielleicht sogar für alle alten Menschen.

Das heißt also: Auch dann, wenn der kranke oder der alte Mensch versorgt ist, bedarf er weiterhin der Fürsorge durch seine Angehörigen. Die schönen Einrichtungen mit professioneller Versorgung täuschen hier gravierend: Die Entlastung des Einzelnen bzw. der Familien von Verpflichtungen führt zu einer Erosion der persönlichen Beziehungen. Was auf ihrer Seite Vergessen und Verdrängen ist, bedeutet auf der anderen ein psychisches Elend in Krankenhäusern, Alters- und Pflegeheimen. Einsichtige entschließen sich deshalb schon jetzt zur traditionellen Pflege im Hause.

Pflege

Man fasst das, was die anderen, die Gesunden, für den Kranken tun, traditionell unter dem Begriff der Pflege zusammen. Doch was heißt Krankenpflege? Es dürfte unzureichend sein, das pflegerische Tun bloß als Substitution dessen anzusehen, was der Kranke, wäre er gesund, in seiner Sorge für sich selbst zu leisten hätte. Dieses von der ehemaligen Krankenschwester Dorothea E. Orem (Orem/Taylor/Reupenning, 1997) entwickelte Konzept gilt heute in der Pflegetheorie – zumindest in den USA, aber vielleicht sogar weltweit – als führend. Orem begreift Pflege als Substitutionshandeln, als Behebung eines *Selbstpflegedefizits*. Sicher, derartiges kommt vor. Ein bettlägeriger Kranker mag nicht in der Lage sein, sich selbst zu waschen, im extremen Fall sogar nicht einmal selbst zu essen. Doch einerseits unterstellt dieses Konzept das Ideal der autarken Persönlichkeit, andererseits enthält es nicht das, was man für den Kranken tut, um ihn zu entlasten und zu schützen. Schließlich berücksichtigt dieses Konzept nicht, dass der Kranke gerade dadurch, dass er mit seiner Krankheit in den Einzugsbereich des medizinischen Systems gerät, bestimmte medizinische Dienstleistungen benötigt, die er sich auch dann, wenn er gesund wäre, nicht selbst applizieren könnte, weil sie professionelle Kompetenzen voraussetzen.

Der erste Punkt ist entscheidend. Er bedeutet nämlich, dass die Pflege, die man im Krankheitsfalle einem Menschen angedeihen lässt, nur eine Fortsetzung der Praxis gegenseitiger Fürsorge ist, die auch sonst das Zusammenleben von Menschen bestimmt. Auch im gesunden Zustand ist der Mensch nicht autark. Natürlich kann durch die Krankheit eines Partners in die gegenseitige Fürsorge eine Asymmetrie hineinkommen. Man darf nicht leugnen, dass ein Kranker für seine Familie eine große Belastung darstellen kann. Doch man fragt sich, ob es angemessen ist, von Belastung zu reden, jedenfalls dann, wenn es sich wie bei chronisch Kranken um einen Dauerzustand handelt. Leben mit der Krankheit heißt auch hier, wo es um das Leben mit einem Kranken geht, sich auf ein Leben einzustellen, das eben bestimmte Rahmenbedingungen hat. Sicher verlangt das vom Pflegenden eine reife moralische Grundeinstellung zum Leben. Aber sie ist im Prinzip nicht anders als die Haltung, die verlangt ist, wenn beispielsweise einer in der Familie arbeitslos wird. Solidarität heißt auch hier, sich von dem betreffen lassen, was den anderen betrifft.

Pflege, sagten wir, ist mehr als für den anderen das zu tun, was er auf Grund seiner Krankheit nicht selbst tun kann. Pflege bedeutet tatsächlich, für den anderen eine Ausnahmesituation zu schaffen, gewissermaßen einen Schonraum, der es ihm ermöglicht, krank zu sein. Man könnte glauben, dass diese Auffassung von Pflege nur für den Fall akuter Krankheit gilt, dass es also nur vorübergehend richtig sei, dem Kranken eine privilegierte Stellung einzuräumen. Das wäre aber nicht gerechtfertigt. Denn auch der chronisch Kranke braucht einen Schutz gegen die Zumutungen des medizinischen Systems. Er sollte zumindest teilweise von all den administrativen Lästigkeiten, die mit dem Kranksein verbunden sind, befreit werden und in der Beurteilung und Entscheidung von Alternativen zumindest Hilfe erfahren. Ferner ist bei chronischen Krankheiten mit Verschlechterungstendenz, wie zum Beispiel bei Multipler Sklerose, die Entlastung des Kranken, insbesondere seine Bewahrung vor Stress, als eine prophylaktische Maßnahme anzusehen. Es ist überhaupt verfehlt, dem Kranken zuzumuten, immer all das zu leisten, was er jeweils leisten kann.

Damit ist ein heikler Punkt berührt. Der gesunde Mensch muss dem kranken Raum geben, krank zu sein, und darf ihn gleichwohl nicht in Gefahr bringen, sich als unzulängliches Mitglied der Gemeinschaft zu fühlen. Das ist eine schwierige Balance, die von Seiten des Gesunden vielleicht in dem Bewusstsein, dass es auch ihn eines Tages treffen kann, leichter geleistet werden mag. Für alle Beteiligten aber gilt, dass das Leben eben auch darin besteht, gemeinsam Krankheiten zu bewältigen.

Die Einsamkeit des Kranken

Wir haben gesehen, warum Pflegeinstitutionen und professionelle Pflege stets defizitär bleiben müssen und warum ein Pflegekonzept wie das Dorothea Orems, das aus der Perspektive von Pflege als Beruf geschrieben wurde, unzulänglich ist: Es postuliert den Menschen als autarkes Subjekt und isoliertes Individuum. Wir dagegen nehmen an, dass der einzelne Mensch quasi verfilzt in eine Familien- und Freundschaftsgemeinschaft lebt. Pflege ist danach nichts anderes als eine Verlängerung der gemeinsamen Fürsorge, das Mittragen der Krankheit des Anderen nur eine Modifikation der schon bestehenden Solidarität. Nun könnte es allerdings sein, dass ein Pflegekonzept wie das von Dorothea Orem unserer gesellschaftlichen Realität durchaus angemessen ist. Wenn man bedenkt, dass in Deutschland 36,7 Prozenz der Haushalte (Mikrozensus 2002) und in Städten wie Hamburg sogar mehr als die Hälfte der Haushalte Single-Haushalte sind, wenn man hinzunimmt, dass als oberstes Ziel personaler Entwicklung in der westlichen Zivilisation seit dem achtzehnten Jahrhundert das autonome Subjekt gilt und die selbständige Persönlichkeit, dann scheint in der Tat Pflege als Beheben eines *Selbstpflegedefizits* der richtige Ansatz zu sein. Wenn nur nicht bereits die Lebensform der Singles wie schon das Ideal der selbständigen Persönlichkeit defizitär wären! Dass sie es sind, wird gerade bei Krankheit und schließlich im Alter deutlich. Dann nämlich tritt hinter allem konkreten Leiden ein Leiden an der Einsamkeit hervor.

Das Single-Dasein hat im Hinblick auf die Werte der Selbstbestimmung, der Freiheit und Unabhängigkeit oder gar der Selbstverwirklichung eine große Attraktivität. Natürlich wird auch hier vom Einzelnen übersehen, wie sehr die Lebensform des Singles den gesellschaftlichen Imperativen der Mobilität und der Konsumsteigerung entspricht, also dass er oder sie mit dem, was sie als individuelles Glück verstehen, sich systemkonform verhalten. Doch davon abgesehen ist noch gar nicht ausgemacht, worauf diese Lebensform hinausläuft, wenn sie nicht nur als eine vorübergehende Gestalt einer bis Mitte dreißig verlängerten Adoleszenz angesehen, sondern auf Dauer angelegt ist. Singletum als Lebensform ist historisch gesehen noch nicht alt genug, um abschätzen zu können, was diese Lebensform für den Einzelnen wie für die Gesellschaft bedeutet, wenn die Singles erst einmal fünfzig Jahre und älter sind. Das Problem der Einsamkeit wird für die Singles, solange sie aktiv sind, durch die Fülle flexibler Beziehungsnetze verdeckt. Jeder hat genug Beziehungen, um sich in seinem Alleinsein nicht einsam zu fühlen. Doch diese Beziehungen bestehen gerade nicht in einem geteilten Alltag und sind wegen ihrer Flexibilität nicht verbindlich. So ist der Single in Alter und Krankheit auf professionelle Hilfe angewiesen und fällt den öffentlichen Fürsorgeinstitutionen zur Last. Aber diese können gerade nicht leisten, was für den Single in dieser Situation dringlich wird, nämlich die an sich schon bestehende Einsamkeit zu überwinden.

Jede Krankheit hat die Tendenz, den Menschen vereinsamen zu lassen. Durch Krankheit – und später durch spürbares Altern – ist man radikal auf sich selbst verwiesen. Wie der Schmerz im Besonderen, so ist die Krankheit im Allgemeinen ein Zustand, in dem ich mir selbst aufdringlich gegeben bin, in dem mir mein Dasein zur Last wird. Das Bewusstsein, *dass es jetzt um mich geht*, ist unausweichlich. Zwar kann die Solidarität der anderen mir einen Teil der Last abnehmen, aber es bleibt doch ein Unterschied zwischen Betroffenheit und Mitbetroffenheit. Die Krankheit ist und bleibt trotz aller Fürsorge, allen Mitgefühls im letzten *meine* Krankheit. So ist auch die Teilnahme am Leiden des anderen beschränkt. Das zeigt sich vor allem bei chronischen Krankheiten und chronischem Schmerz. Der Angehörige kann die Schmerzen durchaus in bestimmtem Maße mitfühlen, er wird sich aber daran gewöhnen, dass sein Partner an Schmerzen leidet, er wird es schließlich einfach wissen. Doch für den Betroffenen ist der Schmerz immer aktuell. Der Schmerz mag kommen wie ein alter Bekannter, aber er ist doch immer der Schmerz, der *jetzt* empfunden wird.

Da man dem Kranken Schmerz und Krankheit nicht abnehmen kann, ist der Beistand, den man ihm leisten kann, ein Beistand gegen die Einsamkeit. Eine Migräne-Patientin, die wir danach gefragt hatten, ob sie die Last ihrer Krankheit im Wesentlichen allein tragen müsse, antwortete uns:

> «Im Wesentlichen schon, was die Schmerzen betrifft. Aber nicht allein zu sein und die Massage meiner Füße hilft, es zu ertragen.» (Migräne-Patientin, 63)

Die Vereinsamung in Schmerz und Krankheit ist natürlich ein Vorbote des Todes. Das Sterben ist die Situation, in der es am radikalsten und unausweichlich um mich geht. Norbert Elias hat deshalb nicht zu Unrecht von der *Einsamkeit der Sterbenden* (1982) gesprochen. Man könnte verallgemeinernd von der Einsamkeit der Kranken und Alten sprechen. Wie beim Sterben besteht die wichtigste Hilfe, die man dem Betroffenen leisten kann, darin, dem Anderen beizustehen bei dem, was ihn trifft und was er letztlich allein bewältigen muss. Worin besteht dieser Beistand? Er besteht vor allem in leiblicher Anwesenheit. Der Kranke, Alternde, Sterbende muss spüren, dass jemand da ist, dass er einen rufen kann. Das braucht nicht unbedingt zu bedeuten, dass man dauernd für ihn und um ihn aktiv ist – das könnte ihn unter Umständen sogar stören und von dem wichtigen Geschäft, das er mit sich selbst durchstehen muss, abhalten. Aber es muss bedeuten, dass man doch im Prinzip da ist und auch immer wieder die leibliche Nähe herstellt. So mag das Gefühl der Geborgenheit entstehen, das es dem Kranken ermöglicht, die Einsamkeit auszuhalten, in die ihn die Krankheit unausweichlich stößt.

Schluss: Krankheit und Lebenskunst

«Die Lebenskunst ist der Kunst eines Ringers ähnlicher als der Kunst eines Tänzers, insofern sie auf die Schläge und nicht vorhersehbaren Ereignisse vorbreitet ist und fest dasteht, ohne zu wanken.»
Marc Aurel, Wege zu sich selbst

Dieser Satz des Marc Aurel könnte vielen Theoretikern der Lebenskunst entgegengehalten werden. Sie verfallen nur allzu leicht der Verführung, die in dem Wort *Kunst* liegt. Das deutsche Wort *Kunst* hatte ursprünglich einen breiteren Sinn und umfasste wie das Lateinische *ars* auch die Bereiche des Handwerks. Doch seit dem achtzehnten Jahrhundert bezieht es sich auf den Bereich freier, schöpferischer Tätigkeit. Kunst gehört, um mit Marx zu sprechen, zum Reich der Freiheit und nicht zum Reich der Notwendigkeit. Das Leben zum Kunstwerk zu machen war ein Projekt der Flaneurs und Dandys des neunzehnten Jahrhunderts. Heute kann man nicht umhin, die Erneuerung dieses Projekts innerhalb einer Ethik des guten Lebens als Ausdruck einer Mentalität jenseits puritanischer Ethik und als Ausdruck eines neuen Hedonismus in Zeiten ästhetischer Ökonomie zu betrachten. Das Leben ein Kunstwerk: Das klingt nach freiem Entwurf, nach Steigerung und stilistischer Vollendung. So mag es Rimbaud gemeint haben, und so hatte es auch Foucault verstanden. Doch gemessen an einem solchen Lebensprojekt kann Krankheit nur als schändlicher Fleck, als Strich durch die Rechnung, schließlich als Scheitern gesehen werden.

Nicht besser ergeht es einer Einstellung zum Leben in der Perspektive eines Lebensplans. Zwar ist der Gedanke eines Lebensplans nicht so prätentiös wie die Idee des Lebens als

Kunstwerk und hat insbesondere für weibliche Biographien auch einen gewissen pragmatischen Sinn. Frauen müssen wegen der Schwierigkeit, Familie oder besser gesagt Kinder mit einer Berufskarriere zu verbinden, versuchen, dieses Problem durch ein geplantes Nacheinander zu lösen. Und doch erweist es sich meistens, dass es wichtiger ist, mit gegebenen Konstellationen umgehen zu können, als einen Plan zu haben. Die Durchführbarkeit eines Plans ist von so vielen Faktoren abhängig, die man nicht in der Hand hat – Arbeitslosigkeit, zufälliges Treffen von Lebenspartnern –, dass das, was ursprünglich Plan war, schnell zur mehr oder weniger gelungenen Lebensbewältigung wird.

Wir müssen den Satz des Marc Aurel heute so lesen, als habe er sich ausdrücklich vom Konzept des Lebens als Kunstwerk absetzen wollen: Er setzt den Tänzer dem Ringer entgegen, wobei wir den Tänzer als Künstler, den Ringer als Sportler ansehen. Ganz so kann es zwar nicht gewesen sein, denn Marc Aurel schrieb in griechischer Sprache und das griechische Wort *techne* bedeutet wie *ars* im Lateinischen sowohl Kunst als auch Handwerk. Marc Aurel unterscheidet vielmehr zwei Bewegungskünste, wobei die Bewegung des Tänzers sich vollendet, indem er sich in eine vorgegebene Choreographie fügt. Die Kunst des Ringers besteht dagegen darin, gerade auf das Unvorhergesehene reagieren zu können, auf das, was ihn trifft: Er muss ausweichen oder auch Schläge hinnehmen können. Der Tänzer wäre demnach das Ideal einer geplanten harmonischen Lebensgestalt, der Ringer das Ideal einer Lebensbewältigung, eines Standhaltens unter den Bedingungen der Kontingenz.

Die Bewältigung von Krankheit im Leben ist keine besondere Kunst, sondern gehört zur Lebenskunst überhaupt. Es ist verkehrt und illusorisch, die Lebenskunst als reine Gestaltung des Lebens anzusehen, wobei dann Krankheit als Störung auftritt. Es gibt kein Leben ohne Krankheit. Krankheit als Moment des Lebens anzuerkennen heißt, das Leben selbst als einen Vollzug zu sehen, der wesentlich durch das, was sich ereignet, durch die Randbedingungen, durch das, was mich trifft, mitgestaltet wird. Das heißt nicht, das Leben als vorbestimmt hinzunehmen und sich einem Schicksal zu ergeben. Es ist durchaus möglich, das Leben zu gestalten, doch die Form, die dabei herauskommt, ergibt sich gerade dadurch, wie man Kontingenzen bewältigt, wie man das Lebensmaterial integriert. Krankheiten gehören zu diesem Material, sie sind das, was einen trifft, sie sind eine Weise, in der man sich selbst gegeben ist, befremdend und als Last.

Als erste Maxime einer Lebenskunst, wie wir sie vorschlagen, wäre die Anerkennung des Gegebenen zu fordern. Es geht nicht so sehr darum, irgendwelche Lebensziele zu verwirklichen, sondern vielmehr um die Aneignung dessen, was einem zugefallen ist. Man kann sogar sagen, dass das Projekt der Selbstverwirklichung, dem sich heute viele Menschen verschrieben haben, leer bleibt, solange man nicht diesem Selbst einen Inhalt gegeben hat. Selbstverwirklichung muss ebenfalls das anerkennen, was einem gegeben ist, und dazu gehört die Leiblichkeit, die Konstitution mit ihren Stärken und Schwächen, mit ihren Zufällen und Widerfahrnissen. Auch Krankheit gehört dazu. Wir haben gesehen, dass Krankheit sogar eine besondere Chance bietet, sich selbst in seiner eigenen Leiblichkeit kennen zu lernen. Was im ersten Anflug, gemessen an dem Bewusstsein, das auf Projekte und Lebenspläne ausgerichtet ist, als fremd und störend erscheint, ist gerade das, was einen Menschen an eine konkrete Basis und an eine Lebenskonstellation bindet. Der erste Schritt in der Bewältigung von Krankheit besteht darin anzuerkennen, dass es *meine* Krankheit ist.

Die Situation, in der man sich als Mensch jeweils vorfindet, besteht aber nur zu einem Teil in den leiblichen Gegebenheiten. Zumindest ebenso bedeutsam ist der Kontext, d. h. also im weitesten Sinne die Zeit, in der wir leben, die Menschen, mit denen wir zu tun haben, und die gesellschaftlichen Institutionen, in deren Netz wir verstrickt sind. Krankheitsbewältigung hat deshalb auch nur zu einem Teil mit dem zu tun, was einem am eigenen Leibe widerfährt. Wir haben gesehen, welche Bedeutung es hat, sich mit dem Gesundheitssystem auseinander zu setzen, welcher Kenntnisse, welcher Energie und welcher persönlichen Reife es bedarf, um hier standzuhalten, also ein mündiger Patient zu sein. Ferner muss man sich damit auseinander setzen, dass man als Kranker in Gefahr ist, aus der Gesellschaft herauszufallen, ein Fremder zu werden. Diese Gefahr verdoppelt sich für diejenigen, die ohnehin in dieser Gesellschaft als Fremde leben müssen, die Migranten. Kranksein heißt immer auch, Einsamkeit aushalten zu müssen. Auf der anderen Seite ist die Lage des Kranken gerade eine hervorragende Möglichkeit, Solidarität zu üben und zu erfahren. Krankheit ist neben Alter, Armut und Ungerechtigkeit eines der großen Themen, die Solidarität herausfordern und an denen sich erweist, ob wir bereit sind, das menschliche Geschick als ein gemeinsames anzusehen. Gerade in einer Gesellschaft, die durch die großen Institutionen des Sozialstaates darauf eine positive Antwort gegeben hat, erweist es sich als um so notwendiger, Solidarität auch auf der Ebene persönlicher Beziehungen zu üben. Die Krankheit des anderen ist deshalb ein Moment, das dem eigenen Leben Gestalt verleiht. Umgekehrt tut der Kranke gut daran, sich nicht in seinem Leid zu verschließen, sich vielmehr der Teilnahme und der konkreten Hilfe durch den anderen zu öffnen. Die Krankheit ist insofern für ihn eine besondere Chance der Kommunikation, eine Chance, seine Zugehörigkeit zu anderen zu erfahren.

Krankheit ist in erster Linie eine Last, d.h. die Erfahrung des Lastcharakters des Daseins selbst. Sie holt einen zwingend in das Hier und Jetzt und zurück, sie kann einen durch ihr Gewicht von der Vergangenheit des bisherigen Lebens trennen und das freie Ausgreifen auf die Zukunft als Illusion erscheinen lassen. Dieses durchaus bedrückende Gebannt-Sein in die Gegenwart, das etwa in der Aufdringlichkeit eines Schmerzes oder in der penetranten, unendlich ausgedehnten Gegenwart eines Krankenzimmers bestehen kann, ist aber zugleich eine Chance. Eine Krankheit zu bewältigen heißt, die Gegenwart zu bestehen und anzuerkennen, dass das Leben, das wir haben, im gegenwärtigen Vollzug besteht. Wenn wir diese Lektion lernen, könnte das weitreichende Folgen für die Lebenskunst überhaupt haben. Lebenskunst ist wesentlich die Kunst, sich aus der Zerstreuung zurückzuholen und das Leben nicht im Nachhinein durch Erinnerung und im Vorgriff durch Pläne und Ziele, sondern im Vollziehen selbst zu erfahren. Gemessen an den Plänen und Zielen, aber auch gemessen an der Normalität des Alltags, etwa des Berufslebens, ist Krankheit der Einbruch von Diskontunität, von Irrationalität und Chaos. Krankheit erscheint aus der Perspektive des *normalen* Lebens als das Unordentliche, das Unvorhergesehene, das in das Leben Entwicklungen hineinbringt, deren Ausgang offen ist. Damit konfrontiert müssen wir lernen, dass das Leben eben von der Art ist: Es enthält chaotische Momente, und sein Ausgang ist offen. Die Schwierigkeit besteht nur darin, dass wir dieser Prozess selbst sein müssen. Ganz im Gegensatz zu Heideggers Konzept eigentlichen Daseins, in dem man durch «Vorlaufen zum Tode» das Leben zu einem Ganzen macht, also antizipatorisch abschließt, besteht die Lektion, die man in der Bewältigung von Krankheit lernt, gerade darin, die Offenheit auszuhalten.

Krankheiten hinterlassen im Leben jedes Menschen Spuren, sie bedeuten Einschnitte und können unter Umständen zum Kern werden, um den sich eine Biographie organisiert. Das betrifft vor allem die chronischen Krankheiten, die in diesem Buch im Vordergrund standen. Krankheit als Element menschlichen Lebens ernst zu nehmen zwingt dazu, auch die Lebenskunst ganz anders zu konzipieren, als das gemeinhin üblich ist. Eine Lebenskunst, zu der Krankheitsbewältigung wesentlich gehört, kann sich nicht an Begriffen wie Plan, Ziel und Werk orientieren. Die entscheidende Rolle spielt das Ge-

gebene, das, was einem zufällt, der Kontext, in dem man steht, die Brüche, das Chaos, das, was das Material des Lebens ausmacht. Krankheitsbewältigung ist Lebensgestaltung, aber das heißt nicht Leben nach Plan, Sich-Ausrichten an einem Ziel, sondern Gestalten des Lebens im Vollzug.

Literatur

Akashe-Böhme, Farideh: Frausein – Fremdsein, Frankfurt a.M., 2. Aufl. 1994.

–: In geteilten Welten. Fremdheitserfahrungen zwischen Migration und Partizipation, Frankfurt a.M. 2000.

Beauvoir, Simone de: Das andere Geschlecht. Sitte und Sexus der Frau, Reinbek 1992.

–: Ein sanfter Tod, Reinbek 1968.

Böhme, Gernot: Anthropologie in pragmatischer Hinsicht. Darmstädter Vorlesungen, Frankfurt a.M., 4. Aufl. 1994.

–: Ethik leiblicher Existenz. Moral zwischen Asketik und Rhetorik. In: Jörg Huber (Hrsg.), Person / Schauplatz. Interventionen 12, Wien 2003, S. 19–35.

–: Leibsein als Aufgabe. Leibphilosophie in pragmatischer Hinsicht, Kusterdingen 2003.

Borde, Theda, Matthias David (Hrsg.): Gut versorgt? Migrantinnen und Migranten im Gesundheits- und Sozialwesen, Frankfurt a.M. 2003.

Bundesministerium für Gesundheit: Daten des Gesundheitswesens, Baden-Baden 2001.

–: Statistisches Taschenbuch Gesundheit, 2002.

David, Matthias, Theda Borde, Heribert Kentenich (Hrsg.): Migration – Frauen – Gesundheit. Perspektiven im europäischen Kontext, Frankfurt a.M. 2000.

Elias, Norbert: Über die Einsamkeit der Sterbenden in unseren Tagen, Frankfurt a.M. 1982.

Engelhardt, Dietrich von: Krankheit, Schmerz und Lebenskunst. Eine Kulturgeschichte der Körpererfahrung, München 1995.

–: Mit der Krankheit leben. Grundlagen und Perspektiven der Copingstruktur des Patienten, Heidelberg 1986.

Herschbach, Peter: Das Zufriedenheitsparadox in der Lebensqualitätsforschung – wovon hängt unser Wohlbefinden ab? In: Psychotherapie, Psychosomatik, Medizinische Psychologie 52 (2002), S. 141–150.

Hurrelmann, Klaus, Petra Kolip (Hrsg.): Geschlecht, Gesundheit und Krankheit. Männer und Frauen im Vergleich, Göttingen 2002.
Jonas, Hans: Das Prinzip Verantwortung, 8. Aufl. Frankfurt a.M. 1985.
Kant, Immanuel: Beantwortung der Frage: Was ist Aufklärung? In: ders., Werke in sechs Bänden (hrsg. v. W. Weischedel), Darmstadt 1964.
Der Koran, Übersetzung von Adel Theodor Khoury, 2. Aufl. Gütersloh 1992.
Lévinas, Emmanuel: Ethik und Unendliches, Wien 1986.
Marc Aurel: Wege zu sich selbst (hrsg. u. übers. v. Rainer Nickel), München 1990.
Maslow, Abraham H.: The Psychology of Science. A Reconnaissance, London 1966.
Noll, Peter: Diktate über Sterben und Tod. Mit der Totenrede von Max Frisch, Zürich/München 1999.
Orem, Dorothea E., Susan G. Taylor, Kathie McLaughlin Renpenning: Nursing. Concepts of Practice, dt.: Strukturkonzepte der Pflegepraxis, Bern 1997.
Rexrodt von Fircks, Anette: … und flüstere mir vom Leben. Wie ich den Krebs überwand, 4. Aufl. München 2001.
Sartre, Jean-Paul: Das Sein und das Nichts. Versuch einer phänomenologischen Ontologie, Hamburg 1952.
Schiffer, Eckhard: Wie Gesundheit entsteht. Salutogenese: Schatzsuche statt Fehlerfahndung, Weinheim 2001.
Solschenizyn, Alexander: Krebsstation, Reinbek 1971.
Spain, David M.: Iatrogene Krankheiten, Stuttgart 1967.
Statistisches Bundesamt (Hrsg.): Statistisches Jahrbuch 2003.
–: Gesundheitsbericht für Deutschland, Stuttgart 1998.
Wander, Maxie: Leben wär' eine prima Alternative. Tagebuchaufzeichnungen und Briefe, Darmstadt, 9. Aufl. Neuwied 1981.
Weizsäcker, Viktor von: Arzt und Kranker I, Stuttgart 1949.
–: Grundfragen medizinischer Anthropologie. In: Walter Bräutigam (Hrsg.), Medizinisch-psychologische Anthropologie, Darmstadt 1980.
Zaidon, Amir M.A., Karola Khan: Islam und Medizin. Muslime in der Klinik, Frankfurt a.M. 1999.
Zimmermann, Emil: Ausländische Patienten in der klinischen Praxis. In: Doron Kiesel u. a. (Hrsg.): Kränkung und Krankheit. Psychische und psychosomatische Folgen der Migration, Frankfurt a.M. 1994.